An Atlas of Investigation and Treatment Hemorrhagic Stroke

出血性脑卒中诊断与治疗图谱

[美]西尔弗曼　[美]赖默 著　　主　译　费智敏

内 容 提 要

全书通过图谱介绍出血性脑卒中的流行病学、病理学,影像学及治疗的相关知识,使医师们能够识别出血性脑卒中的各种临床表现和影像学表现,并应用于临床实践。本书中的相关影像、病理学切片及插图、表格制作精良,文字说明言简意赅,可以很好的诠释目前出血性脑卒中的诊疗发展现状。

本书适于高年级医学生、专科住院医师及神经内外科医师阅读参考使用。

An Atlas of Investigation and Treatment Hemorrhagic Stroke by I E Silverman and MM Rymer
ALL RIGHTS RESERVED

Authorised translation from the English langnage edition published by Clinical Publishing.

上海市版权局著作权合同登记号:图字:09-2011-344

图书在版编目(CIP)数据

出血性脑卒中诊断与治疗图谱 / [美]西尔弗曼,
[美]赖默著;费智敏主译.—上海:上海交通大学出版社,2012
ISBN 978-7-313-08114-8

Ⅰ.① 出… Ⅱ.① 西… ② 赖… ③ 费… Ⅲ.① 出血性疾病:脑血管疾病—图谱 Ⅳ.① R743.3-64

中国版本图书馆 CIP 数据核字(2012)第 010492 号

出血性脑卒中诊断与治疗图谱

[美]西尔弗曼 [美]赖默 著

费智敏 主译

上海交通大学 出版社出版发行
(上海市番禺路 951 号 邮政编码 200030)
电话:64071208 出版人:韩建民
常熟市华通印刷有限公司印刷 全国新华书店经销
开本:889mm×1194mm 1/16 印张:9.5 字数:273 千字
2012 年 5 月第 1 版 2012 年 5 月第 1 次印刷
ISBN 978-7-313-08114-8/R 定价:198.00 元

翻译者名单

主　译：费智敏　（上海中医药大学附属曙光医院）

参加翻译的人员：（按姓氏拼音排序）

蔡佩浩　（上海中医药大学附属曙光医院）

龚　立　（上海中医药大学附属曙光医院）

孔令军　（上海中医药大学附属曙光医院）

李骁雄　（上海交通大学医学院附属仁济医院）

李学民　（上海中医药大学附属普陀医院）

邱　锋　（上海中医药大学附属曙光医院）

施恩标　（上海交通大学医学院附属新华医院崇明分院）

书国伟　（上海中医药大学附属曙光医院）

王静予　（上海中医药大学附属曙光医院）

许乐宜　（上海中医药大学附属曙光医院）

张　健　（上海交通大学医学院附属新华医院崇明分院）

张　珏　（上海交通大学医学院附属仁济医院）

翻译秘书：王夏飞

序

一幅图像可以说明很多问题,胜过千言万语,脑卒中患者的影像学资料则可以明确回答是否有出血,出血是在脑内还是脑外。1972 年, CT 影像被用于脑部检查,脑卒中尤其是脑内出血和蛛网膜下腔出血的流行病学、病理学以及治疗方法都因此发生了巨变。 在发明 CT 和 MRI 脑部检查前,通常认为脑出血(ICH)大多数由高血压引起,虽不常见,却相当致命。现在,我们知道了 ICH 是脑卒中的常见病因,而且不能单凭临床表现来分辨出血性抑或是缺血性脑卒中。同样,通过影像学资料,我们明确了出血的部位以及相关结构改变,这些都是提示可能病因诊断的关键线索。

因此,本书通过图谱来介绍出血性脑卒中的流行病学、病理学及治疗是个相当不错的方法,能够帮助人们了解这个极具危险的疾病,了解其远比缺血性脑卒中具有更高的死亡率和病残率。例如,在梯度回波成像中若显示为多发性皮层陈旧性微出血伴新发脑叶 ICH,则强烈提示血管淀粉样变相关 ICH;成像中若出现深部基底核陈旧性微出血灶伴皮层下白质内新鲜出血,则强烈提示高血压性 ICH。不经过尸解也能提示医师作出大致诊断的只有脑部影像,而本书即通过合适的脑部图像、配以文字说明以及病理学诊断,使医师们能够识别出血性脑卒中的各类影像学表现,并应用于临床实践,作出准确诊断。进行性出血的 ICH 患者,发病后数小时内影像学资料传递出的信息至关重要:必须紧急治疗延缓并终止病程恶化。影像学检查方法持续发展,放射性药物标记的正电子发射断层摄影术(PET)检查能够在脑叶 ICH 患者中发现淀粉样物质沉积在脑和血管中。

过去 40 年,大量的先进技术被应用于治疗结构性改变造成的颅内血管破裂,其中包括手术夹闭、弹簧圈、支架、球囊、栓塞和聚焦放疗。虽然清除脑内、脑室出血的各种外科手术被频繁使用,但并未证实患者能真正从中获益。所以,还是强调图谱中的影像资料提供了最佳方法来重点突出诠释了这些治疗技术。

本书中脑部影像、病理学切片图像以及插图、表格精美全面,文字说明言简意赅。医学院学生、专科住院医师、研究生和神经内外科医师均可通过本书去学习和研究出血性脑卒中。这些令人印象深刻的图像能让您在合上书本之后仍久久回味,并对今后的工作产生深远的影响。

Joseph P. Broderick, MD

前　言

出血性脑卒中和缺血性脑卒中相类似,堪称一对难兄难弟。虽然脑出血没有缺血性脑卒中常见,但是它的预后更差,急症治疗手段更有限。事实证明仅有20%的原发性脑出血(ICH,最常见的脑出血类型)患者,在治疗后能康复,生活自理,因此不得不承认ICH是非常严重的疾病之一,并受到强烈关注。

出血性脑卒中引起神经血管专业医师的兴趣,主要有以下几个原因:首先,老龄化社会促使出血性脑卒中的发病率增加,其中最常见的类型包括原发性ICH(由于高血压和脑淀粉样血管病)和蛛网膜下腔出血(颅内动脉瘤的生长发展过程中,高血压和吸烟是主要的危险因素)。其次,先进的神经影像不仅能够诊断急性出血性脑卒中,同时还能够辨别亚临床的出血情况,如梯度回波磁共振成像(MRI)能够发现微出血和海绵状血管畸形,而计算机体层扫描血管成像(CTA)和磁共振血管成像(MRA)能够诊断未破裂颅内动脉瘤和血管畸形。当然,现在对于许多出血性脑卒中患者依然需要进行传统的脑血管造影。

对出血性脑卒中有了更清晰的了解之后也使得更多治疗手段应运而生。国际大型临床试验评估急症药物治疗:重组VIIa因子成功防治ICH进一步增大,无疑是跨出了重要的第一步。脑实质内出血的毒性代谢产物会对脑组织产生延迟性损害,在一个较为宽泛的时间窗里进行治疗都能减少这种脑损害,并取得令人信服的临床效果,而不像治疗缺血性脑卒中必须在很短的一个时间窗内进行。此外,虽然早期的神经外科手术清除脑内血肿不算是太成功,但近期的研究正在做以下探索:①更微侵袭的方法,如内镜碎吸和通过脑室外引流装置直接注射溶栓剂,从而减少血肿占位;②聚焦于某些病种的亚型,如脑叶出血;③针对复杂的神经血管疾病,大型的对照研究已经完成(如颅内动脉瘤内神经外科手术夹闭与弹簧圈血管内介入治疗的比较研究),有些仍在进行(如未破裂的血管畸形传统药物治疗和积极外科干预的比较研究)。

最后,出血性脑卒中正在将拥有不同研究背景的有关神经、血管的临床医师聚集在一起。这样的院内治疗模式整合了血管神经病学、介入神经放射学、血管神经外科手术和神经重症监护学的知识。在过去的15～20年里,血管内介入已成为继神经外科开颅手术后治疗颅内动脉瘤的另一种选择并得到持续的发展。此外,对于部分动静脉畸形,放射治疗也成为一个不错的选择。

继之前(《缺血性脑卒中诊断与治疗图谱》)讨论的问题,本书仍希望让临床医师、专科住院实习医师、医学院和护理学院的学生来了解出血性脑卒中——神经血管性疾病"黑暗的另一面"。本书涉及的神经影像学和神经病理学、案例分析和临床处理囊括了出血性脑卒中的各个亚型。临床病理学的结果要比之前的那本《缺血性脑卒中诊断与治疗图谱》在认识上更加的宽泛。本书包含了神经血管性疾病中"极端"的病例,以此来表达作为一名临床医师的广泛兴趣和我们所遇见过的、极具挑战性的疾病。

我们希望您能够喜爱这本关于出血性脑卒中的书籍,希望它能像《缺血性脑卒中诊断与治疗图谱》一样对您有所帮助。

Isaac E. Silverman， MD

Marilyn M. Rymer， MD

译者的话

在十几位专家教授和同道们的努力下,《出血性脑卒中诊断与治疗图谱》中文版终于出版了。

首先要感谢本书的译者朋友们,感谢你们抽出时间、无私忘我地工作,正是由于大家的辛勤努力才使得这部著作顺利翻译出版。

其次要感谢上海仁济医院的罗其中教授、江基尧教授以及我的导师王勇教授,感谢你们多年来对我的关心和培育,使我从一个懵懂少年变成了一个年逾不惑的神经外科医师。

特别要感谢李善泉教授的无私帮助,您的热情、耐心、严谨、细致时时刻刻激励着我,您的言传身教、豁达的处事哲理、宽容忍让将使我受益终身。

还要特别感谢一起在浦西仁济医院神经外科工作过的同道兄弟李骁雄、书国伟、张珏、周正文、戴炯、崔华、李学民、丁赵琦、陈铭钊、庄仲伟、严烁、姜斯超以及护士姐妹们,感谢大家在浦西神经外科工作处于最困难、最迷茫的时候,给予我最有力的支持,每当我回忆起这段流金岁月,总是唏嘘不已、感慨良多。

同时由衷感谢我的父母、家人一直以来在生活上无微不至的关心与照顾,感谢太太陈燕、女儿费洋娃娃不断的鼓励和默默支持,因为你们的爱使我更好地完成我的工作。

也要感谢参与本书联络、组织的葛茂军主任、毛炯玮小姐;完成润色、打印和秘书工作的王夏飞、沈斐捷、凌晓瑜医师,非常感谢你们,没有你们的帮助,我无法完成书籍的翻译工作。

感谢! 感谢! 感谢! 要感谢的人实在是很多,其中还应该包括:上海中医药大学附属曙光医院周华院长、朱慧蓉书记、周嘉副院长,我无法用语言来表达我的这份感谢,唯有努力工作、不断进步来回报大家。《出血性脑卒中诊断与治疗图谱》中文版的面世也算是对所有帮助过我的老师和朋友一份最好的回报。

费智敏

目　录

中英文对照词汇表

ACA	anterior cerebral artery	大脑前动脉
ACE	angiotensin-converting enzyme	血管紧张素转化酶
A-Comm	anterior communicating artery	前交通动脉
ADC	apparent diffusion coefficient	表现弥散系数
AICA	anterior inferior cerebellar artery	小脑前下动脉
AIS	acute ischemic stroke	急性缺血性脑卒中
AP	anteroposterior	前后位
AV	arteriovenous	动静脉
AVF	arteriovenous fistula	动静脉瘘
AVM	arteriovenous malformation	动静脉血管畸形
BA	basilar artery	基底动脉
CA	conventional angiography	常规血管造影
CAA	cerebral amyloid angiopathy	脑血管淀粉样变
CADASIL	cerebral autosomal dominant arteriopathy with subcortical infarcts and leukoencephalopathy	伴有皮层下梗死和白质脑病的常染色体显性遗传性脑动脉病
CCA	common carotid artery	颈总动脉
CM	cavernous malformation	海绵状血管畸形
CNS	central nervous system	中枢神经系统
CS	cavernous sinus	海绵窦
CSF	cerebrospinal fluid	脑脊液
CT	computed tomography	计算机 X 线体层摄影
CTA	CT angiography	计算机 X 线体摄影血管造影
CVP	central venous pressure	中心静脉压
DM	diabetes mellitus	糖尿病
DVA	developmental venous anomaly	发育性静脉异常
DWI	diffusion-weighted imaging	弥散加权成像
DW-MRI	diffusion-weighted magnetic resonanceImaging	弥散加权磁共振成像
ECA	external carotid artery	颈外动脉
ECASS	European Cooperative Acute Stroke Study	欧洲急性脑卒中研究合作组织
FLAIR	fluid attenuated inversion recovery	快速液体衰减反转恢复

GCS	Glasgow Coma Scale	格拉斯哥昏迷评分
GE	gradient-echo	梯度回波
H&E	hematoxylin and eosin（stain）	苏木精和伊红（染色）
HELPP	hemolysis, elevated liver enzymes, low platelets	溶血、肝酶升高、血小板减少
HI	hemorrhagic infarction	出血性梗塞
HTN	hypertension	高血压
IA	intracranial aneurysms	颅内动脉瘤
ICA	internal carotid artery	颈内动脉
ICH	intracerebral hemorrhage	脑出血
ICP	intracranial pressure	颅内压
ISAT	International Subarachnoid Aneurysm Trial	国际蛛网膜下腔出血动脉瘤临床试验
IV	intravenous	静脉注射
JNC-7	The Seventh Report of the Joint National Committee on Prevention, Detection, Evaluation, and Treatment of High Blood Pressure	（美国）国家高血压预防、诊断、评估与治疗联合委员会第 7 次报告
MCA	middle cerebral artery	大脑中动脉
MRA	magnetic resonance angiography	磁共振血管造影
MRI	magnetic resonance imaging	磁共振成像
MRV	magnetic resonance venography	磁共振静脉造影
NBCA	N-butyl cyanoacrylate	α-氰基丙烯酸正丁酯
NIHSS	National Institutes of Health Stroke Scale	（美国）国立卫生研究院脑卒中量表评分
NINDS	National Institute of Neurological Disorders and Stroke	（美国）国立神经疾病及脑卒中研究所
PCA	posterior cerebral artery	大脑后动脉
P-Comm	posterior communicating artery	后交通动脉
PCWP	pulmonary capillary wedge pressure	肺毛细血管楔压
PICA	posterior inferior cerebellar artery	小脑后下动脉
PROGRESS	Perindopril Protection Against Recurrent Stroke Study	培哚普利预防脑卒中复发的研究
PT（INR）	prothrombin time（International Normalized Ratio）	凝血酶原时间（国际标准化比值）
rFVIIa	recombinant activated factor VII	重组活化VII因子
RR	relative risk	相对危险度

SAH	subarachnoid hemorrhage	蛛网膜下腔出血
SCA	superior cerebellar artery	小脑上动脉
SDH	subdural hematoma	硬膜下血肿
SHEP	Systolic Hypertension in the Elderly Program	老年收缩期高血压研究
SIADH	syndrome of inappropriate antidiuretic hormone secretion	抗利尿激素不适当分泌综合征
SIVMS	Scottish Intracranial Vascular Malformation Study	苏格兰颅内血管畸形研究
STICH	Surgical Trial in Intracerebral Hemorrhage	（国际）脑出血外科试验
T_1WI	T_1-weighted image	T_1 加权像
T_2WI	T_2-weighted image	T_2 加权像
TCD	transcranial Doppler	经颅多普勒
TIA	transient ischemic attack	短暂性脑缺血发作
t-PA	tissue plasminogen activator	组织纤溶酶原激活物
VA	vertebral artery	椎动脉
VGM	vein of Galen malformation	Galen 静脉畸形
VHL	von Hippel‐Lindau	冯·希佩尔—林道病
WI	weighted image	加权成像

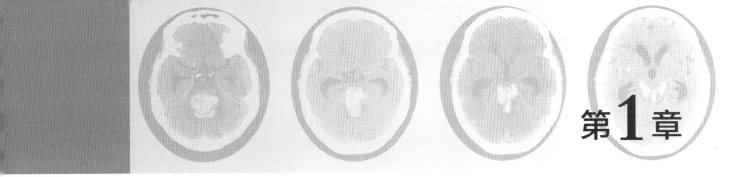

第1章

脑出血

一、流行病学

脑出血(ICH)占所有脑卒中的 10% ～ 15%,其中原发性 ICH 占 78% ～ 88%,多由于高血压(HTN)或者脑血管淀粉样变(CAA)损伤了颅内小血管所致。继发性 ICH 的原因见表 1-1[1]。

ICH 全球发病率为 10 ～ 20/10 万,并随年龄增长而上升。某些人种的发病率更高,如在日本人、非洲 - 加勒比后裔中发病率高达 50 ～ 55/10 万,可能与高血压的发病率较高和(或)卫生保健条件比较差有关[1]。随年龄增长,ICH 的发病率呈指数性增长,男性明显高于女性[2]。

二、临床表现

ICH 后出现的神经功能缺损反映了原发出血以及继发水肿的部位。此外,其他常见的症状还包括:癫痫、呕吐、头痛以及意识水平下降等。在急性缺血性脑卒中(AIS)的病例中,意识状态的改变并不常见,而在 ICH 的病例中则高达近 50%[3]。

表 1-1 继发性脑出血的常见原因

病　因	讨论章节	基本的诊断方法
动静脉血管畸形	3	MRI,CA
颅内动脉瘤	2	MRI,CTA 和 CA
海绵状血管瘤	4	梯度回波 MRI
静脉性血管瘤	4	MRI 增强,CA
静脉窦栓塞	1	MRV,CA
颅内肿瘤		MRI 增强
凝血疾病	1	临床病史,血清学检查
血管炎		血清学标记,MRI 增强,CA,脑活检
药物滥用(如可卡因、酒精)		临床病史,毒理学筛查
出血转化	1	CT 平扫和梯度回波 MRI

CA:脑血管造影,资料引自 Qureshi 等授权[1]。

三、预后

自发性或非外伤性 ICH 的预后远较 AIS 的患者差[1]。1 年死亡率近 62%，约 20% 的生存者 6 个月后可独立生活[3]。30 天内死亡的 ICH 病例约一半发生在出血后 2 天内，脑疝是早期死亡的主要原因，后期的死亡原因多由于临床并发症，诸如吸入性肺炎或者静脉栓塞[3]。

影响 ICH 预后的因素包括：

- 病灶的大小：较大的半球出血病灶 >30ml，死亡率较高（图 1-1）。

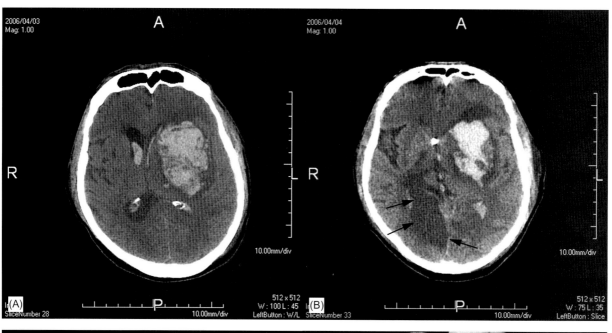

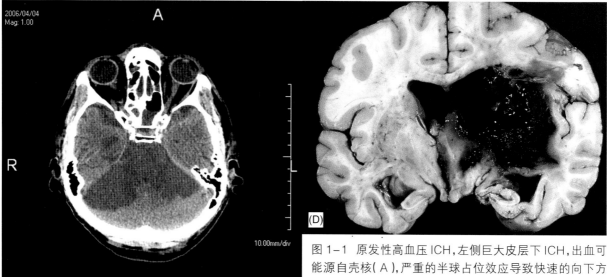

图 1-1 原发性高血压 ICH，左侧巨大皮层下 ICH，出血可能源自壳核（A），严重的半球占位效应导致快速的向下方脑疝，进而导致右侧（对侧）大脑后动脉区域的缺血性梗塞（如↑所示）（B），同时伴有两侧小脑上动脉（SCAs）和脑桥缺血性梗塞（C），基底池消失。大体病理解剖所见病灶（D）。

- 意识水平:格拉斯哥昏迷评分(GCS)<9 分,同时出血超过 60ml,死亡率达 90%[3]。
- 破入脑室[1,4]:相关研究证实,破入脑室 30 天的死亡率达 43%,而未破入者则仅为 9%[5]。
- 出血部位:深部出血,如脑干、丘脑预后差,皮层下或小脑出血预后相对较好[2]。脑干出血甚至仅 5~10ml 即可致命(图 1-2)。
- 年龄:老年人 >80 岁,死亡率更高。

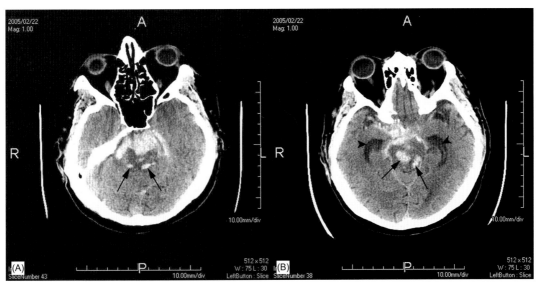

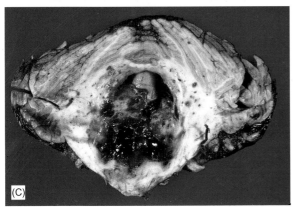

图 1-2 原发性脑干出血。脑桥前部、中脑以及邻近基底池多发性点状出血灶(A、B,如↑所示)。侧脑室颞角扩大(B,如箭头所示)提示阻塞性脑积水。大体病理所示脑桥出血(C)。

四、危险因素

(一) 高血压

高血压是自发性 ICH 最重要的可控性危险因素[3]。原发性高血压性脑出血是因颅内穿支动脉的破裂引起的,这些穿支动脉来源于大脑前、中动脉(如豆纹动脉)、后动脉(如丘纹动脉)以及脑干(如旁中正穿支动脉)(图 1-3)。HTN 所致血管破裂多位于或邻近受累血管的分叉部,此处的动脉壁结构(动脉中膜和平滑肌)可确认发生了退行性变化[1]。如不使用抗高血压的对症治疗,每年脑出血的再发生率为 2%[6]。

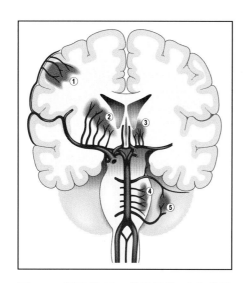

图 1-3 原发性 ICH 常见部位,大部分脑出血来源于细小的穿支动脉分支:(1)颅内主要动脉皮层穿支;(2)豆纹动脉穿支血管;(3)丘脑穿支血管;(4)脑桥旁正中穿支;(5)主要小脑动脉穿支。(引自 Qureshi 等授权[11])

表 1-2 CAA 相关出血的 Boston 诊断标准

1. 明确的 CAA——全部死后尸检证实:
   - 脑叶、皮层或皮层下出血
   - 严重的 CAA 伴血管病变
   - 无其他确诊的疾病
2. 有病理支持可能的 CAA——临床资料 + 病理组织检查(血肿清除术或皮层组织活检)证实:
   - 脑叶、皮层或皮层下出血
   - 严重的 CAA 伴血管病变
   - 无其他确诊的疾病
3. 可能的 CAA——临床资料 +MRI 或 CT 证实:
   - 局限于脑叶、皮层或皮层下的多发性出血(或有小脑出血)
   - 年龄 ≥ 55 岁
   - 无其他出血原因*
4. 可疑的 CAA——临床资料 +MRI 或 CT 证实:
   - 单一脑叶、皮层或皮层下出血
   - 年龄 ≥ 55 岁
   - 无其他出血原因*

*脑出血的其他原因:高抗凝状态[国际标准化比值(INR)>3.0]、脑外伤、缺血性脑血管病、中枢神经系统肿瘤、脑血管畸形、血管炎、白血病或凝血异常性疾病。
(资料引自 Kucldsen 等授权[8])

(二)脑淀粉样血管病变

对于 60 岁以上自发性 ICH 患者而言,除了 HTN 之外,脑血管淀粉样变(CAA)也是一个重要的病因。β – 淀粉蛋白沉积于脑皮层血管壁和软脑膜血管壁中,这种退行性状况直接导致了脑实质血供匮乏。CAA 的诊断标准主要综合临床症状、神经影像学和病理学检查(表 1-2)[8]。年再出血发生率风险约为 10.5%[9]。

(三)抗凝治疗

口服抗凝药物华法林增加 ICH 概率 2 ~ 5 倍,而且与抗凝药物的剂量直接相关[10]。相比较原发性 ICH,华法林导致的脑出血可以持续 12 ~ 24 小时[10]。当国际标准化比值(INR)>3.0 时,2/3 的病例死亡[11]。

抗血小板药物:单用阿司匹林而导致持续性 ICH 并预后不良的,仅是一个弱危险因素[12]。然而,联合应用阿司匹林和氯吡格雷(波立维)抗血小板药物治疗导致 ICH 的风险会大大增加,超过单用上述任一药物[13]。

(四)酒精

酒精会影响凝血功能损害脑血管。近期重度酒精摄入(如出血前 1 周)是 ICH 的高危因素[14]。

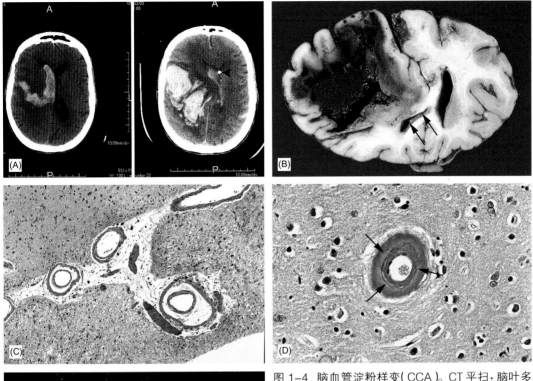

图 1-4 脑血管淀粉样变(CCA)。CT平扫:脑叶多发性出血灶(A),开始时,出血位于额顶区(左),第2天,血肿增大,累及侧脑室以及蛛网膜下腔,右向左移位导致颞叶钩回疝,额角间的高密度影(箭头所示)是脑室的引流管。大体病理显示:脑叶出血伴周围脑水肿,中线结构移位,邻近的侧脑室受压(如↑所示)(B)。显微病理显示:血管淀粉样变,血管壁内有嗜酸性的、无细胞性物质沉积,如D中↑所示,HE染色(C,40×;D,100×)。偏振光下淀粉样物质显示出黄绿色荧光折射(硫磺素S染色,100×)(E)。

(五)其他危险因素

滥用违禁药物、凝血性疾病(表 1-3)均会增加 ICH 的风险。非处方类兴奋剂药物,特别是过量使用会导致 ICH(病例1)。大样本病例研究显示:年轻 ICH 患者与服用苯丙醇胺(PPA)有关[15]。

五、发病机制

70% 以上原发性 ICH 患者的出血量会在出血后数小时内有所增加(图 1-5)[16]。出血量增加会直接导致死亡以及功能预后的不良[16,17]。初次出血后血肿占位效应可使血肿周围相对疏松的白质受压、移位,甚至断裂,进而损害血肿周边脑组织功能的完整性(图 1-6)。尽管持续性出血是血肿扩大的一个原因,但是局部血管机械性破碎使邻近多发微出血灶进展、积聚,也会导致血肿的进一步增大(图 1-2 A、B)。

　　血肿会引起邻近脑实质局部水肿和神经元损伤(图 1-7)。水肿一般发生在出血后持续3 周左右,出血后第 2 天水肿增加得最快[2]。凝血酶扮演了主要角色,促使血肿周围水肿[2]。血红素及其产物亚铁血红素和铁对线粒体具有强大的杀伤力,因此会加速细胞死亡[18]。

六、血肿部位
(一) 皮层下脑内出血
　　高血压脑出血最常见的部位是壳核,但 ICH 通常可发生于所有其他皮层下部位(见图1-8)。

表 1-3　脑出血相关的凝血疾病
过量使用华法林抗凝和使用其他抗血栓剂
• 使用阿司匹林(RR=1.35)
• 使用阿司匹林 + 华法林(RR=2.4)
• 使用华法林(RR=2.5)
• 氯吡格雷
凝血因子缺乏(Ⅷ、Ⅸ因子)和缺陷(ⅩⅢ 因子)
血小板减少,特别是 $<10 \times 10^9/L$
系统性疾病
• 肝、肾衰竭
• 白血病
• 骨髓衰竭
• 肿瘤化疗
血小板功能障碍
• 特发性血小板减少性紫癜
• HELPP 综合征(溶血、肝酶升高、血小板减少综合征)
• 原发性血小板增多症
血栓前状态
• 弥散性血管内凝血(DIC)
• 血栓性血小板减少性紫癜
基因的多态性
• 因子 ⅩⅢ
• α_1 - 抗胰凝乳蛋白酶
• 血清载脂蛋白 E (α_2 , α_4)
出血性遗传性疾病
• 血管性血友病(von Willebrand 病)
• 纤维蛋白原缺乏症
• Glanzmann 血小板功能不全(GPⅡb/Ⅲa 受体缺乏)
RR,相对危险度。
(资料引自 Coull and Sleatt 授权[46])

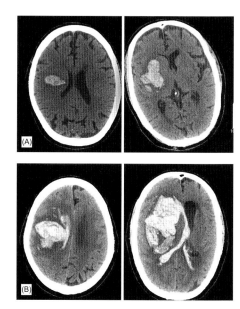

图 1-5　早期扩大的皮层下出血。图 A、B 两次 CT 间隔的时间为 80 分钟。起初,患者表现为头痛,构音障碍,左侧轻瘫,诊断为右侧皮层下出血(A)。由于意识状态迅速恶化、脑疝、右侧瞳孔放大,行第 2 次 CT 扫描,发现血肿扩大并破入脑室,同时伴有右侧大脑半球弥漫性脑水肿,脑沟消失。

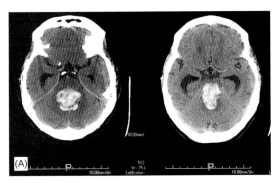
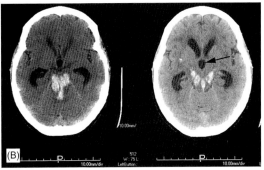
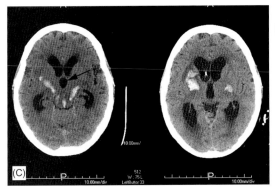

图 1-6　原发性脑桥出血。出血来源于脑桥中后部（ A,左),并通过白质向上扩展至双侧半球。从入院后不断进行 CT 扫描随访,对比左右的片子,可观察到血肿有逐渐增大的趋势。扩大的颞角、侧脑室以及第三脑室(如↑所示)提示有早期阻塞性脑积水。右侧额角可见脑室外引流管(C,右)。

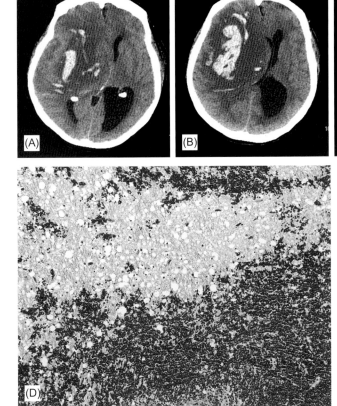

图 1-7　ICH 伴恶性脑积水。巨大血肿周围脑水肿在 CT 扫描中表现为向中线延伸广泛的低密度影,其占位效应甚至超过了血肿本身,血肿合并水肿巨大的占位效应导致了大脑镰下疝(A~C)。另一病例(D)显微病理显示:血红细胞包绕在水肿周围,散在分布于视野的上缘及整个下半部分(HE,40×)。

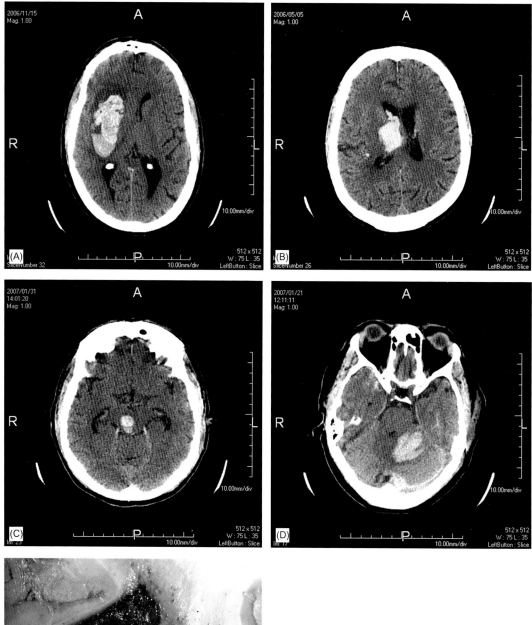

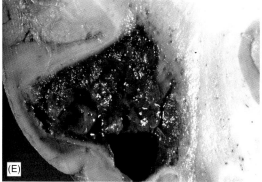

图 1-8 高血压脑出血典型部位：（A）壳核；（B）丘脑；（C）中脑；（D）小脑蚓部。大体病理所示（E）白质内原发性 ICH 位于皮层表面下。

（二）脑叶（皮层）脑内出血

出血位于脑实质表面，多由 HTN 和（或）CAA 引起（图 1-9）。出血量大可累及皮层下结构、脑室系统（图 1-4A，1-9B），甚至会破入硬膜下和蛛网膜下腔（图 1-4A，1-9E）。

（三）多灶性脑内出血

出血可位于脑叶和皮层下，多由 HTN 引起（图 1-10）。鉴别诊断见表 1-4、图 2-1[20]。

（四）脑室内出血

出血从脑实质破入邻近脑室系统，预后较差（图 1-11；参见图 1-4A、1-5B、1-6B 和图 1-16A、B）[12]。出血也可局限于脑室内（图 1-11D）[20]。有时血肿急剧增大破入脑室系统（图 1-12）。脑室内出血可造成阻塞性脑积水，进而导致长期认知功能损害[5]。

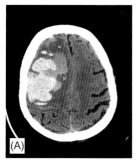
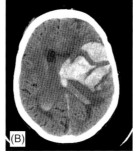
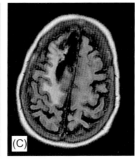
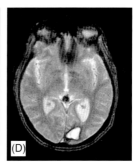
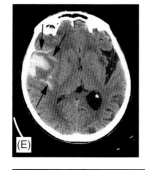

图 1-9　脑叶 ICH，原发性出血累及以下脑叶：（A）右额叶（CT 扫描）；（B）左侧额顶叶明显累及侧脑室（CT 扫描）；（C）慢性，右额叶内侧，同时伴高信号的白质病（MRI，T_2-FLAIR 序列）；（D）左枕叶（GE-MRI）；（E）右颞叶，累及蛛网膜下腔（如↑所示）（CT）。

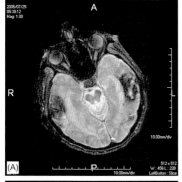
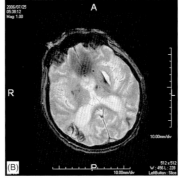
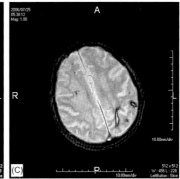
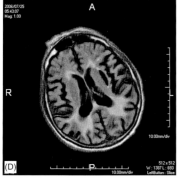

图 1-10　多灶性 ICH：双侧颞叶出血，同时伴皮层和皮层下多灶性"裂隙状"病灶，GE-MRI 显示为低信号微出血灶（A-C）。T_2-FLAIR 序列（D）显示广泛的脑白质病变，特别是位于双侧顶枕区域。

表 1-4 （同时发生的）多灶性脑内出血的鉴别诊断

I.血管性 / 凝血性疾病
　　a.高血压
　　　　i.原发性
　　　　ii.医源性的,如拟交感药物
　　b.脉管炎
　　c.脑血管淀粉样变
　　d.凝血性疾病
　　　　iii.抗血栓形成和溶栓药物
　　　　iv.急性血液病,如白血病
　　　　v.系统性疾病,如肝病
　　e.脑静脉栓塞
II.肿瘤
　　a.转移性
　　　　i.支气管癌
　　　　ii.肾细胞癌
　　　　iii.绒毛膜癌
　　　　iv.恶性黑素瘤
　　b.原发性
　　　　i.胶质母细胞瘤
　　　　ii.少枝胶质细胞瘤
III.头部外伤

资料引自 Finelli 授权[19]

七、脑出血其他常见的原因

（一）微出血

微出血多由颅内小血管或血管畸形(海绵状血管瘤或毛细血管扩张症)破裂引起(表 1-5)。这些病变通常是无症状的,局部血肿降解产物含铁血黄素的沉积会在梯度回波磁共振影像(GE-MRI)上表现为一个永久的低信号影(图 1-13)。微出血的危险因素包括高龄、HTN、吸烟以及先前的缺血性脑卒中和(或)ICH。

微出血的临床相关因素包括:

- 伴随的认知障碍。
- AIS 溶栓治疗期间的患者中,增加了急性出血的风险[22]。
- 对长期使用抗栓药物的患者来说,增加了 ICH 风险[21]。

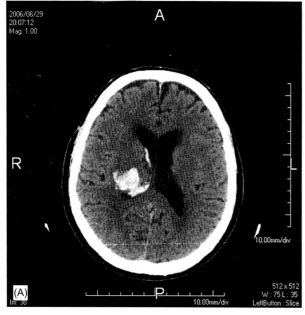
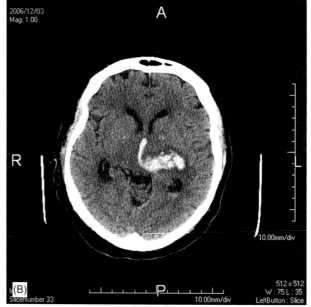

图 1-11 脑室内出血

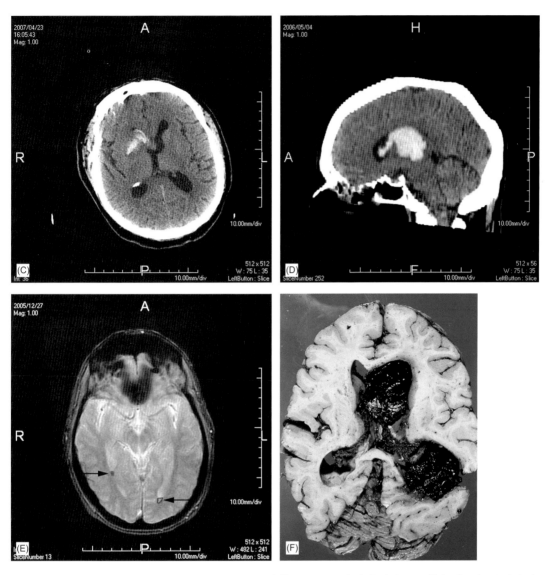

图 1-11（续）　脑室内出血。自发性高血压出血病灶，CT 所示出血从脑室周围的白质"破入"脑室内（A）；从丘脑（B）、尾状核头部"破入"脑室（C）；另一例病例（图 1-8B）CT 矢状位重建可见出血占据大部分右侧脑室（D）；　GE-MRI 显示：孤立的、特发性脑室内出血并未累及脑实质，侧脑室后角可见分层的出血（如↑所示）（E）。大体病理示：脑室内大量出血，伴脑室扩大和阻塞性脑积水（F）。

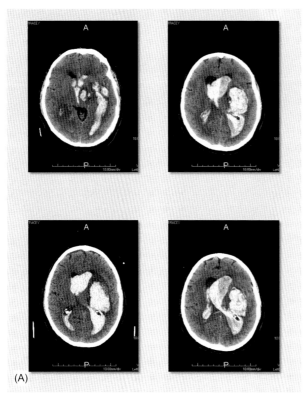

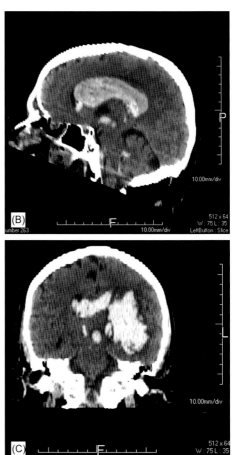

图1-12　皮层下出血破入脑室系统。CT平扫显示左侧大面积、半球性的原发性ICH"戏剧性"地破入脑室系统(A),矢状位(B)和冠状位(C)CT重建。

表1-5　脑微出血的常见病因

- 高血压
- 脑血管淀粉样变
- CADSIL(伴皮层下梗死和白质脑病的常染色体显性遗传性脑动脉病)
- 血管畸形
  - 海绵状血管瘤
  - 毛细血管扩张症
- 头部外伤,伴弥漫性轴索损伤
- 基底核的钙化或铁沉积,可能类似微出血

资料引自 Viswanathan 和 Chabriat 授权[21]。

(二) 出血性梗塞

出血性梗塞(HI)(图1-14)被定义为AIS灶内出血,但此HI:

- 并不导致占位效应。
- 并不影响短期临床预后。
- 较一般的脑卒中更严重,早期即有CT的改变。
- 通常出现在较大面积的脑卒中,血-脑屏障遭广泛破坏,原发灶内出现渗血。
- 与使用组织纤溶酶原激活物(t-PA)无统计学相关性[23]。

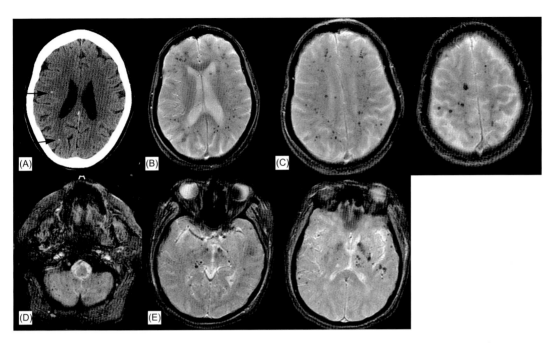

图 1-13 微出血。(A)CT 平扫示右侧半球 2 个高密度影(如↑所示),提示点状出血,之后的 GE-MRI 检查显示颅内多发性微出血灶位于脑叶白质内(B,C)。病例 2,GE-MRI 检查显示:点状出血的病灶位于后颅凹、基底核、颞叶(D,E)。

正如所提及的出血性改变,HI 通常被认为是 AIS 的自然结果,可采用止血治疗,其原因主要归结为局部缺血性血管病。欧洲急性脑卒中研究合作组织(ECASS)的临床试验进一步将 HI 分成 2 组:

- HI-1:小淤点(缺血性病灶)(图 1-14A)。
- HI-2:更加广泛的病灶(图 1-14B ~ D)。

GE-MRI 序列检查对观察上述病灶非常有效(图 1-14D)。HI 的病理见图 1-14E、F。

(三)急性缺血性脑卒中溶栓后出血

由于静脉使用 t-PA,临床上可出现两类出血:脑实质和缺血灶外出血[23]。脑实质出血(PH)的量较 HI(由单纯缺血性病灶引起)多。ECASS 临床试验将 PH 分成两类:

PH-1:出血量不超过梗塞范围的 30%,仅有中度的占位效应(图 1-15)。

PH-2:出血量超过梗塞范围的 30%,伴有明显占位效应(图 1-16)。

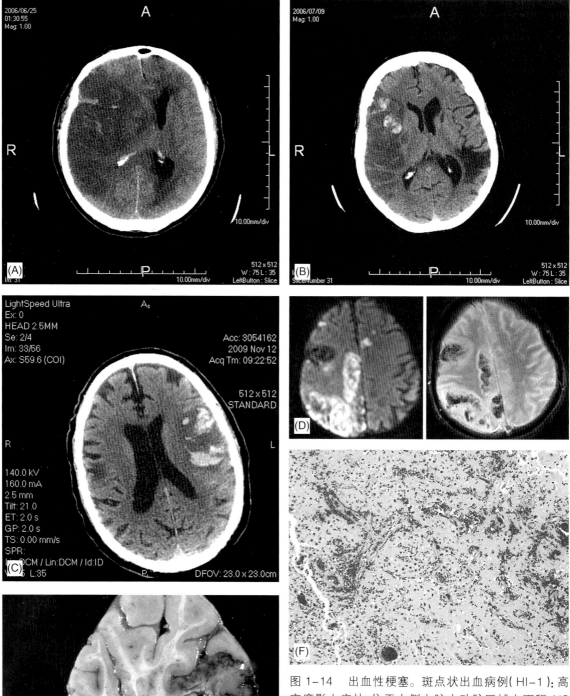

图 1-14　出血性梗塞。斑点状出血病例(HI-1): 高密度影小病灶, 位于右侧大脑中动脉区域大面积 AIS 中(A)。另外 3 个病例显示更加广泛的病灶(HI-2): CT 检查示高密度影位于右侧半球亚急性低密度缺血灶内, 对侧区域稍小的脑软化灶(B); 左大脑中动脉 AIS 区域内斑块状出血灶(C); MRI 弥散加权(DW)(D, 左)和 GE-MRI (D, 右)显示多发性病灶, 为使用华法林的房颤患者。HI 的大体病例标本(E): 病灶呈皮层带分布。显微病理显示(F): 血红细胞散布于梗塞的脑灰质中(HE, 40×)。

PH 的特点:

- PH 与溶栓剂的使用及剂量、早期 CT 上水肿或占位效应、脑卒中严重程度以及年龄相关[23,26]。与静脉使用 t-PA 治疗急性心肌梗死相比,脑卒中后静脉性溶栓治疗会影响因子 XII 而增加 PH 的风险[23]。
- 发生 PH 后,临床预后明显较差,尤其是 PH-2[24]。
- PH 与使用普通肝素,尤其是与经动脉溶栓期间有关(病例 2)[27]。
- PH 可能与再通的时机选择有相关性(如延时的动脉再通会增加 PH 的可能性)[23]。

与 PH 相关的临床症状明显恶化的,称为"症状性出血",是急性脑卒中治疗中的一个重要的预后判断指标,通常症状性出血被定义为临床症状加重,(美国)国立卫生研究院脑卒中量表评分(NIHSS)变化 >4 分,脑卒中后 36 小时内 CT 扫描发现出血[27]。多种预判指标包括高血糖、同时使用肝素、成功再通的时间、糖尿病和心脏病史、脑白质疏松症、CT 上早期梗塞征象、治疗前有无升高的平均血压[28]。因为出血病灶通常大且多发,传统的神经外科手术清除血肿不能有效治疗症状性出血。

梗塞灶外出血:多位于原发缺血性梗塞灶的远隔部位;可能单发或多发;伴或不伴占位效应(图 1-17)[23];同时伴有凝血疾病和先前的梗塞性血管病,如 CAA、微出血或者高血压血管病。

(美国)国立神经疾病及脑卒中研究所(NINDS)试验:AIS 使用静脉注射 t-PA 溶栓治疗,梗塞灶外脑出血的发生率 1.3%[29]。

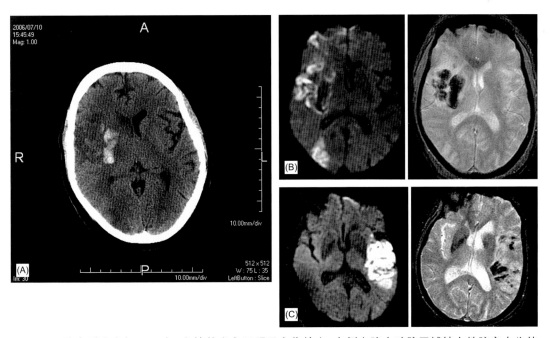

图 1-15　脑实质出血(PH-1)。斑块状出血无明显占位效应,右侧大脑中动脉区域缺血性脑卒中为使用静脉 t-PA 溶栓所致,CT 所见(A),磁共振 DW 序列(B,左)和 GE-MRI(B,右)。另一例病例(C):左侧 M2 梗塞使用静脉和动脉 t-PA 溶栓,DW(左)和 GE-MRI(右)。

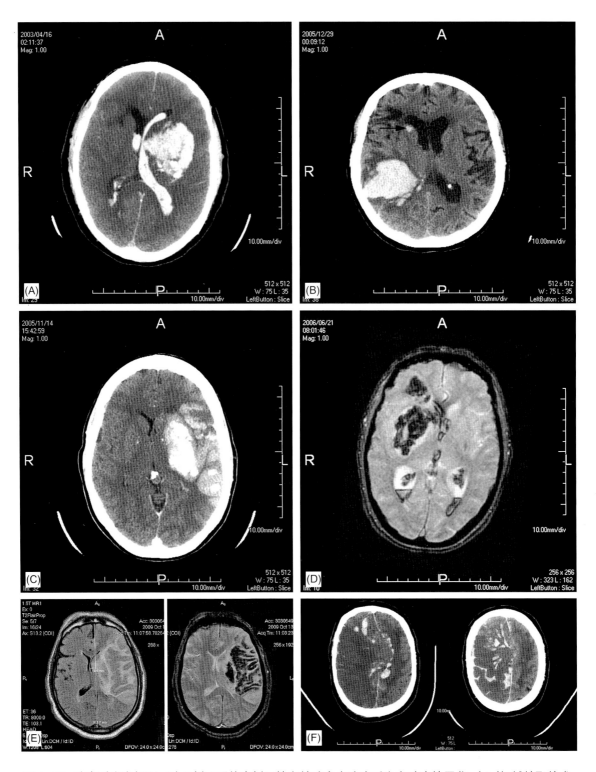

图 1-16　脑实质出血（PH-2），6 例不同的病例因缺血性脑卒中治疗后出血致病情恶化。（A）机械性取栓术，延迟性再通。（B）静脉 t-PA 溶栓：注意尾状核头部灶性出血（如↑所示）。（C）经动脉 t-PA 溶栓：注意壳核和皮层出血区的高密度造影剂染色渗漏。（D）静脉 t-PA 溶栓（GE-MRI）。（E）静脉和动脉溶栓，左侧半球脑卒中区内实质性出血（左：FLAIR 序列，右 GE-MRI）已造成中线移位的占位效应。（F）静脉使用 t-PA：右侧半球脑卒中、多发出血灶伴恶性脑水肿，累及蛛网膜下腔并发生严重的镰下疝。以上所有病例临床症状加重，NIHSS 评分变化 >4 分，因此被归类为症状性出血。

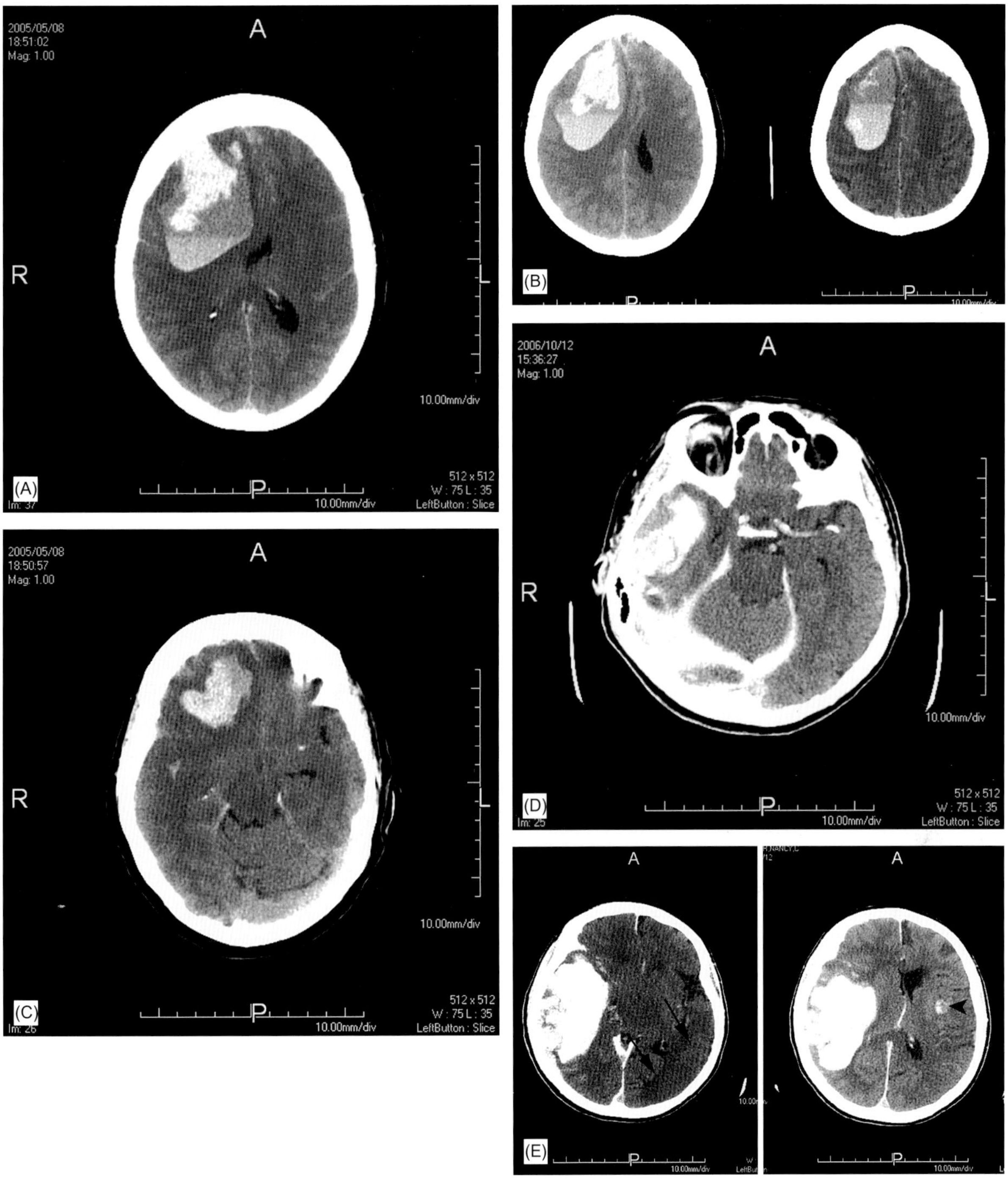

图 1-17　梗塞灶外出血

病例 1（A～C）：患者因急性心肌梗死行冠脉血管成形、支架植入术后,服用氯吡格雷和阿司匹林,4 天后发生急性左半球脑卒中,静脉使用 t-PA 治疗,右额叶大面积出血(约 55ml),出血灶内有液平(A、B),前脑基底部也发生孤立的出血灶(C),双侧弥漫性脑半球脑水肿。

病例 2（D、E）：左大脑中动脉 M1 梗塞, NIHSS 14 分患者,血管内介入治疗行机械性血栓清除术,血管部分再通,但术后患者由于右侧颞叶底面巨大出血而迅速恶化,经动脉介入治疗过程中注入的造影剂,使血肿的 CT 成像呈高密度强化影,同时沿小脑幕蛛网膜下腔也呈高密度影(D)。左侧大脑中动脉下主干分布区域呈缺血性脑卒中(如↑所示,E 左)。小出血灶(如箭头所示,E 右)伴 H1-1。

（四）脑静脉栓塞

颅内静脉栓塞性疾病多与口服避孕药物[30]、产褥期及其他高凝状态有关。特征性脑静脉栓塞累及一个或多个静脉窦而导致脑实质出血。根据定义：梗塞和出血的区域不是动脉供血的支配范围，而呈静脉回流分布的区域。累及浅表静脉窦（图 1-18，图 1-19）和（或）皮层静脉（图 1-20）预后相对较好；如累及深静脉系统预后极差（病例讨论 3）[31,32]。磁共振静脉成像（MRV）通常被用于确认大静脉窦闭塞。

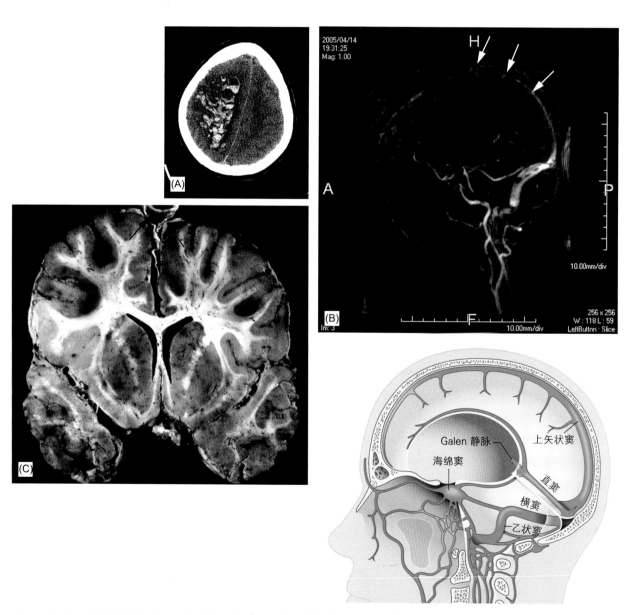

图 1-18　上矢状窦静脉栓塞。上矢状窦栓塞后大面积右侧半球出血和水肿（CT 平扫）（A）。MRV 显示窦内流体信号减少，呈特征性改变（如↑所示）（B）。大体病理解剖冠状位。上矢状窦内栓子（如↑所示），双侧顶叶灰质区域大面积出血和水肿（C）。如图所示，颅内大静脉窦栓塞最常见的部位（D）。（资料引自 Gost-Bierska 等授权[32]）

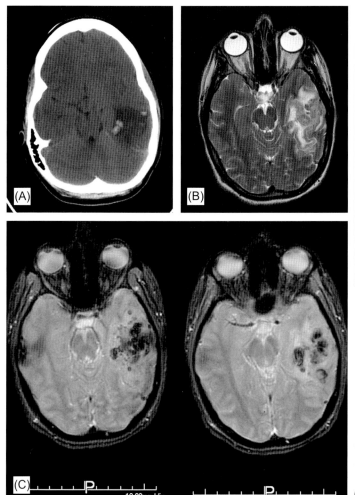
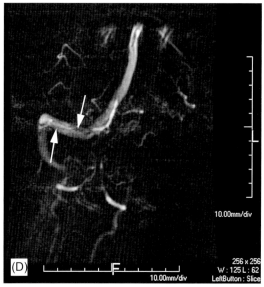

图 1-19　左侧横窦静脉栓塞。一年轻患者主诉失语、头痛。CT 平扫显示：低密度区内出血灶，且此低密度区域不呈动脉供血支配的分布（A）。此左颞病灶在 MRI 中显示更加清晰。T₂ 加权 MRI：血管源性水肿（B）。GE-MRI：多发出血灶（C）。颞叶病变是由于邻近横窦栓塞而引起，进一步的 MRV 显示：左侧横窦缺如。而对侧横窦完整通畅（如↑所示）（D）。

八、诊断

（一）CT 检查

急性 ICH 时头颅 CT 扫描为标准检查手段。通过有效的方法可计算出血量，为临床早期提供预后评估的信息[33]。三维椭圆形体积公式（$4/3 \pi \times r^3$）可转化为近似公式（图 1-21）如下：

$(x \times y \times z)/2$

$x =$病灶长度（cm），

$y =$病灶宽度（cm），

$z =$高度（cm）（CT 平扫层面数，CT 扫描层厚为 1cm）。

CT 扫描可发现早期脑积水（图 1-22）和出血破入脑室内（图 1-11）。随着时间推移，原先 ICH 高密度影逐渐褪色，局部脑损伤后变成的低密度影（图 1-23）。

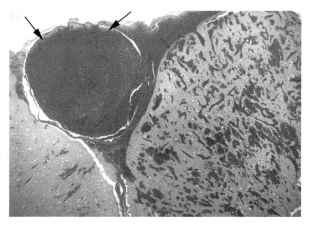

图 1-20　孤立的皮层静脉栓塞。显微病理显示：孤立的新鲜栓子栓塞的皮层静脉，横断面（如↑所示），（HE 染色，40×）。图右下方为红细胞散布在脑组织中，提示伴急性出血，紧靠着栓塞的静脉。

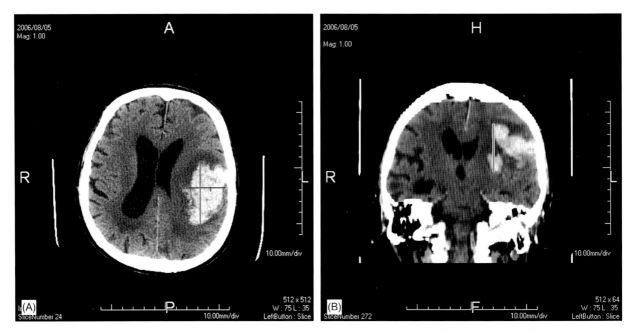

图 1-21　测量血肿量，CT 扫描所示：原发性 ICH 宽度（红线）× 长度（蓝线）测量值 ≥ 3cm×6cm（A）。重建的冠状扫描提示血肿高度（蓝线）≥ 4cm（B）。厘米尺在 CT 片右侧（血肿周围水肿，血肿周围低密度影均不能包括在血肿范围内）。如果 CT 扫描的层厚为 1cm，则血肿高度可近似于血肿累及的层面数。在本病例中血肿较大，血肿量可近似计算：（3×6×4）/2，约等于 36ml。

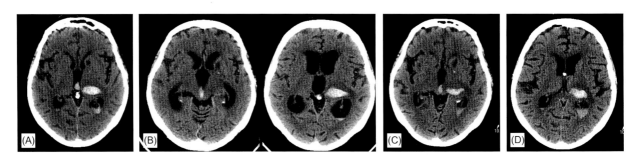

图 1-22　急性阻塞性脑积水。入院时 CT 见左丘脑较小血肿（A）。8 小时后（B）第三脑室、侧脑室扩大，前角钝化成"方形"（右），急性脑水肿是由于中脑导水管堵塞所致（左）。第二天（C、D）脑室外引流后，第三脑室、额角、颞角均正常化，外引流管头端呈高密度影，位于两额角间（D）。

（二）MRI 检查

　　脑 MRI 检查通常可提供一些 CT 检查所不能提供的资料，如：监测急性 ICH 时间进程的变化；筛查 ICH 可能潜在的病因（表 1-1），如海绵状血管瘤、原发或转移性肿瘤；区分缺血性梗塞或局部出血如 HI。

　　GE-MRI 检查可精确地检测陈旧的亚临床的微出血，这类患者通常有慢性 HTN 或 CAA（图 1-13）。在某些进一步检查的病例中（如海绵状血管瘤，详见第 4 章），MRI 检查可替代常规的血管造影检查。

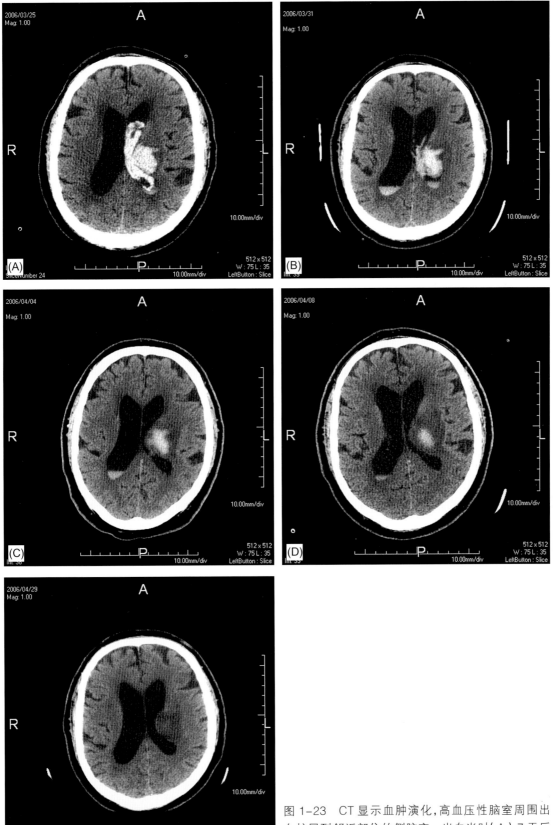

图 1-23   CT 显示血肿演化,高血压性脑室周围出血扩展到邻近部位的侧脑室。出血当时(A)、7 天后(B)、11 天(C)、15 天(D)和 36 天(E)。

　　血肿周围水肿在 CT 上表现为低密度区(图 1-7)。在 MRI T_2 加权像和快速液体衰减反转恢复(FLAIR)序列上表现为高信号区(图 1-19B)。

(三) 常规脑血管造影

　　脑血管造影倾向于被用来检测其他影像学检查无法明确的神经血管性疾病。大样本回顾性研究证实:下列情况 ICH 病例可考虑行创伤性脑血管造影:年轻患者(年龄 ≤ 45 岁);脑叶和(或)脑室内出血,需鉴别有无血管病变,特别是颅内动脉瘤或血管畸形等(如病例 4)[34]。相反,有 HTN 病史的老年患者特别是出血位置位于典型的高血压脑出血区域,不推荐使用脑血管造影[3]。

九、治疗

(一) 早期治疗

　　并无证据证实基本治疗能够改善急性 ICH 早期预后[3]。临床试验显示早期使用重组活性因子Ⅶ(rFⅦa)可防止 ICH 扩大[17,35],但在关键性三期临床试验中,rFⅦa 临床预后并不优于安慰剂[36]。目前,rFⅦa 可有效地用于治疗华法林相关 ICH[10,37]。

(二) 神经外科治疗

　　小脑出血是神经外科手术唯一绝对指征(图 1-24)[1]。早期开颅,脑干减压是极其重要的。GCS 评分 <14 分,同时血肿量 >40ml 的 ICH 患者是外科手术的最佳适应证,而更高的 GCS 评分或血肿量 <40ml 通常可通过非外科手术的保守治疗获得较好的临床预后[38]。

　　有许多随机或非随机的临床研究涉及外科清除原发半球 ICH,其中最为权威的国际脑出血外科试验(I-STICH)认为[2,39]:早期清除血肿的结果是中立的,但是外科减压减少血肿的范围可能在某些高度选择的病例,特别是 60 岁以下年轻患者,表浅的脑叶 ICH 患者(病例讨论 5)是有效的。较小侵袭性手术如血肿腔置管碎吸或溶栓等的疗效正在研究中[40]。

　　脑室内 ICH 可能因为阻塞性脑积水而致颅内压(ICP)升高,导致脑积水的脑室内出血量并不需要很多(图 1-22),在这种情况下,放置脑室内外引流管放出血性脑脊液无疑可降低 ICP。

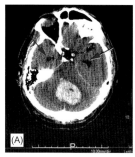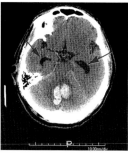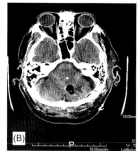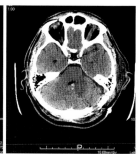

图 1-24　小脑出血,神外科手术治疗。头部 CT 检查示:巨大、原发性 ICH 位于小脑蚓部。脑桥周围基底池消失,早期阻塞性脑积水,颞角特征性扩大(如↑所示)(A)。随后的几个小时,患者经过开颅手术治疗,术后第 2 天 CT 复查见基底池恢复,脑室恢复正常尺寸,左小脑半球空气残留(如箭头所示),左侧小脑中脚水肿。骨质缺损提示左枕下入路。

（三）内科治疗

通常急性 ICH 多伴随 HTN,虽然目前尚存争议[1,3],但适当的控制、治疗 HTN 正在被一些前瞻性研究重点推荐[3]。美国脑卒中协会指南中讨论血压控制的目标以及推荐使用药物:β 受体阻断剂(拉贝洛尔、艾司洛尔),钙通道阻滞剂(尼卡地平),血管紧张素转化酶(ACE)抑制剂(依那普利)和肼苯哒嗪。另外一些药物如硝普钠因为具有明显血管舒张风险被选作二线用药[3]。

ICH 的占位效应会导致 ICP 升高,进而导致脑疝征象。对症处理可紧急使用渗透性药物如甘露醇和(或)高渗盐水,同时过度换气[1,3]。但是这些方法未被正式临床试验研究过。

原发性 ICH 的患者约有 10% 会发生癫痫,癫痫多发生于出血之初或 24 小时之内,通常反映了出血位于皮层[39,41]。因此对于 ICH 位于大脑半球皮层表浅的病例,推荐经验性预防使用抗癫痫药物,使用抗癫痫药疗程如何,目前尚无明显规范。对于未发生癫痫者,指南明确建议在出血 1 个月后停止用药[3]。

ICH 病患进入神经外科专用重症监护室(NICU)会改善患者的预后[42]。

防止再次脑卒中

各种临床试验,包括老年收缩期高血压研究(SHEP)[43]和培哚普利预防脑卒中复发的研究(PROGRESS)[44]证实:预防 ICH,抗高血压药物对于预防初次和再次脑卒中 ICH 都起着关键作用。美国新高血压指南(美国国家高血压预防、诊断、评价与治疗联合委员会第 7 次报告,JNC-7)广泛地回顾了HTN 在脑卒中风险中的角色,特效药物的分类,生活方式的改变,目标血压的控制。总而言之,降低血压可成比例地减少脑卒中复发以及脑卒中的死亡率[45]。

病例讨论
病例 1　皮层下出血,尸检

患者 36 岁,有 HTN 病史,过量使用减肥药、兴奋剂、仙恩纳得(xenedrine,减肥药——译者注),左侧皮

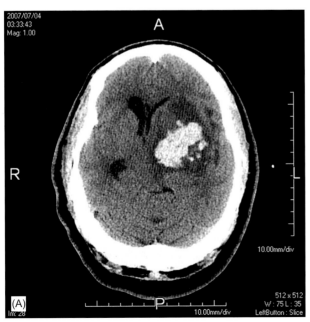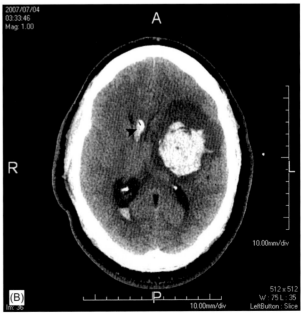

图 CS 1-1

层下大量出血,来院就诊。尽管进入神经外科监护室使用 ICP 监护,脑脊液(CSF)外引流,高渗盐水治疗等对症处理,患者仍在入院 7 天后发生脑疝死亡。

入院后 5 天 CT 扫描(图 CS 1-1)显示:出血水肿,占位效应明显,压迫中脑(图 CS 1-1A)并累及侧脑室(图 CS 1-1B)。因为放置脑室外引流管,两侧额角间有小出血灶(如图 CS 1-1B 箭头所示)。

尸检结果显示患者心脏有严重阻塞性心肌扩张症(图 CS 1-2),脑部切片显示(图 CS 1-3):出血部位的皮层下组织崩解伴有血肿周围水肿,左颞叶沟回疝(如箭头所示),同时有基底核和间脑等中线结构消失(图 CS 1-3A),在更下方的层面中显示:中线结构严重地左向右移位(图 CS 1-3B),变形的中脑有继发性出血(Duret 出血)(图 CS 1-3C 箭头所示)。右侧额角脑室外引流穿刺导致了右侧胼胝体局灶性出血(如图 CS 1-3B 箭头所示)(病理由 Dean Uphoff 医师提供)。

评　论

HTN 控制不力,如同未受控制的非处方兴奋剂以及顺势治疗药物一样被认为是“无害的”,但它们都可能会导致任何年龄人群严重的并发症,本例患者表现为严重的心肌病和巨大的 ICH。相对年轻的患者由于没有脑萎缩,所以不能像老年患者那样能充分代偿急性 ICH 占位效应。神经外科急症减压术,清除大脑半球深部血肿被证实并不能改善临床预后[39]。

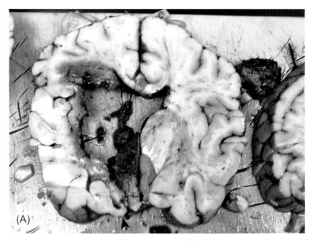

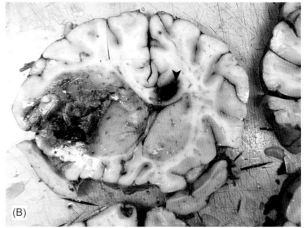

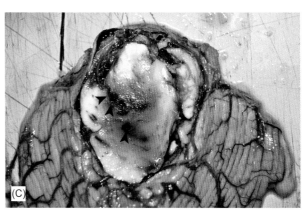

图 CS 1-3

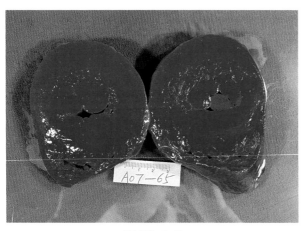

图 CS 1-2

病例 2　伴有凝血性疾病的脑实质出血

患者 59 岁,因为左侧大脑中动脉区的 AIS 静脉使用标准化肝素治疗而出现进行性症状性出血,因为 MRI 检查报告提示左侧颈内动脉剥离而在外院开始静脉使用肝素治疗(未提供图片),转院后的 CT 检查提示(图 CS 2-1)血肿巨大,占位效应明显,向下压迫中脑(图 CS 2-1A),松果体等中线结构向对侧移位 3mm (图 CS 2-1B)、侧脑室移位明显(图 CS 2-1C)。

由于意识障碍进一步加重,同时早期的影像学检查提示有潜在的脑疝倾向,予急症行开颅手术清除血肿减压,缓解了占位效应。手术后第 2 天(图 CS 2-2A~C,左)、1 周后(图 CS 2-2A~C,右)分别行 CT 检查,选取的 3 个相同的层面进行比较(图 CS 2-1)。术后第 1 天有少量气体残留,1 周后吸收。中线的占位效应改善,基底池恢复显影。侧脑室层面的 CT 扫描可以见到原发的大脑中动脉梗塞的征象(图 CS 2-2C):额顶区呈现轮廓清晰的低密度影。

一年后随访,患者能够独立行走,生活基本自理,但右上肢轻瘫,严重运动性失语伴轻度感觉性失语。

评　论

意识状态恶化是占位效应压迫上脑干,发生早期脑疝的征兆。神经外科手术仅限于抢救生命,并不能改善大脑半球大面积脑卒中所造成的功能障碍。手术与否取决于患者年龄以及脑卒中前的健康状况。

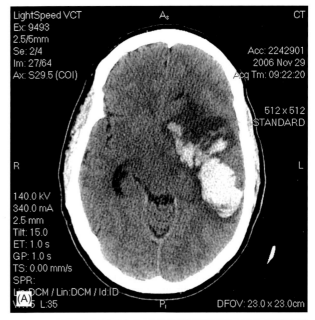

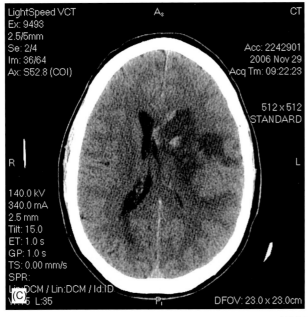

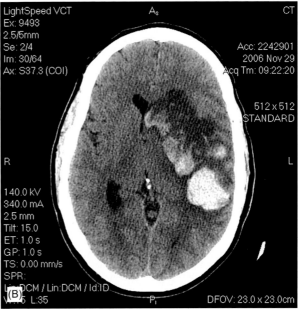

图 CS 2-1

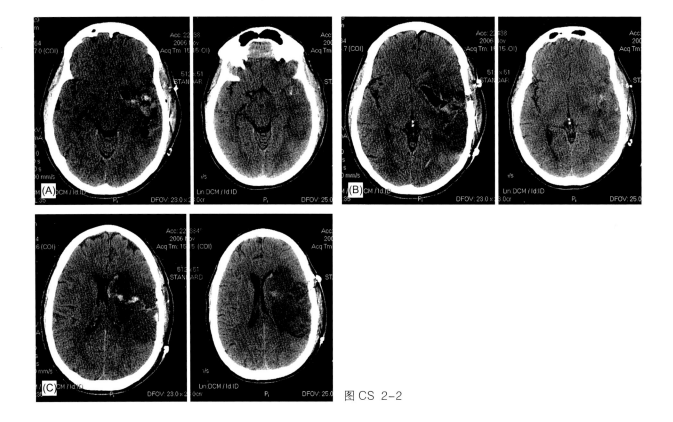

图 CS 2-2

病例 3　深静脉窦栓塞

患者,女,45 岁,平素体健。平时服用避孕药物。表现出倦怠、木僵,由于外院不能确诊,紧急转入地区性脑卒中救治中心,MRI 检查显示广泛皮层下静脉性梗塞而怀疑深静脉窦栓塞(图 CS 3-1)。FLAIR 序列(图 CS 3-1A)基底核和丘脑显示为高信号,左侧较右侧大。T_1 加权(T_1WI)增强 MRI 显示脑室周围静脉扩张。

尽管静脉使用肝素治疗,但病情仍快速恶化,行脑血管造影计划行介入手术,直接再开放深静脉系统。静脉期造影侧位片显示(图 CS 3-2):表浅静脉系统和脑膜静脉窦通畅,显影清晰,引流正常。但深静脉系统包括大脑内静脉、Galen 静脉以及直窦缺如,未见显影(与图1-18D 比较)。

3 小时后希望重建深静脉系统(图 CS 3-3),从右侧横窦进入,直接从直窦近端直接注入溶栓剂 t-PA 12mg。部分重建了通道,使得有限的血流能流经直窦(图 CS 3-3A,左侧:静脉窦数字减影信号,右侧:未经数字减影信号)。在直窦中部及远端可见微导管的标记点(如箭头所示)。另外计划使用 4mm 球囊行扩张血管成形术未能获得成功(图 CS 3-3B,左:数字减影侧位片,右:未经数字减影片,可显示其与颅底位置的关系,箭头所指为微球囊的端点标志)。

该病例发生了中央型脑疝,2 天后脑死亡。

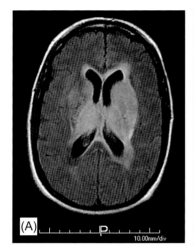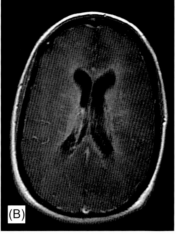

图 CS 3-1

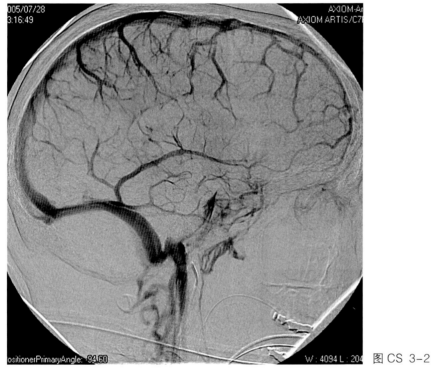

图 CS 3-2

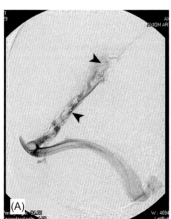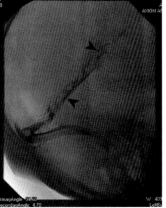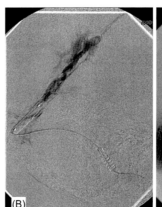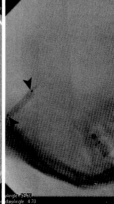

图 CS 3-3

病例4　非典型性脑叶出血

患者40岁,右利手,先前无HTN病史,表现为右额顶区脑叶内出血(图CS 4-1A:T_2加权MRI序列成像)。常规血管造影侧位片显示:矢状窦旁微小动静脉血管畸形,早期即有静脉回流显影(如图CS 4-1B箭头所示)。

随后的合成图像(图CS 4-1C)显示:放大的、稍后期的病灶,造影侧位片(左);图CS 4-1C(右):微导管造影显示局部动静脉成瘘点(如↑所示),早期的静脉回流显影以及微导管头部的白色标记(如箭头所示)。治疗后的影像学检查显示(图CS 4-1D):使用液体胶栓塞,异常的静脉回流影消失(左)。非数字减影X线片显示:原动静脉血管畸形处已被胶体所填充(右)。

患者在短期内迅速康复,仅残留非主利的左手轻瘫。

评　论

该病例展示了一例非典型性ICH:年轻患者,无HTN史,脑叶出血,应积极行血管造影以发现潜在的神经血管性疾病[34]。小尺寸、潜在血管畸形又位于脑实质浅表,其他无创性检查如CTA或MRA极易漏诊。常规血管造影为血管内介入治疗提供了计划路线,仅需介入治疗(而不需开颅手术)即可防止再出血的风险。

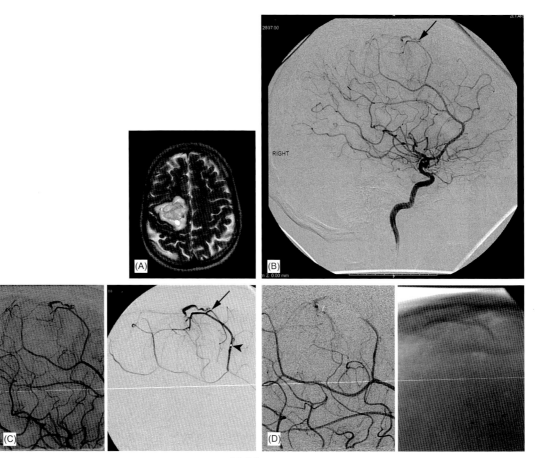

图CS 4-1

病例 5 脑叶出血的外科治疗

患者,男,75 岁,表现为左侧半球性大量出血,累及枕颞顶,呈多房性(图 CS 5-1),严重的占位效应,中线移位(图 CS 5-1A)。中脑扭曲压迫对侧侧脑室(如↑所示)。患者急症行开颅减压手术,术后相同层面 CT 检查示(图 CS 5-1B):原本移位的中线结构如中脑(左)以及钙化松果体(右箭头所示)已恢复正常位置。

术中切除脑组织显微病理证实为 CAA(图 CS 5-2):脑实质间(图 CS 5-2 A,HE 染色,100×)和脑膜间(图 CS 5-2B,HE 染色,40×)毛细血管壁肿胀,内有淀粉样物质沉积(如箭头所示)。图 5-2C:多条脑膜动脉壁内含有淀粉样物质呈棕色染色(β-淀粉样物质,免疫过氧化物酶染色,40×)(病理片由 Dean Uphoff 医师提供)。

评 论

老年人脑叶出血的主要致病因素是 HTN 和 CAA。此例患者原先既无 HTN 病史,也无神经影像学资料支持其他诊断,因此 CAA 是主要病因。神外科手术主要是为了抢救生命,而非单纯仅仅为了作出诊断。

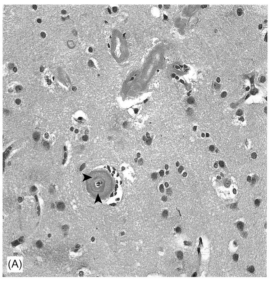

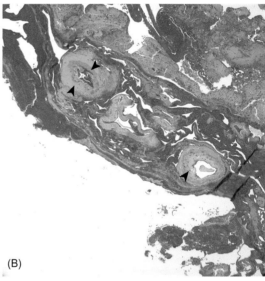

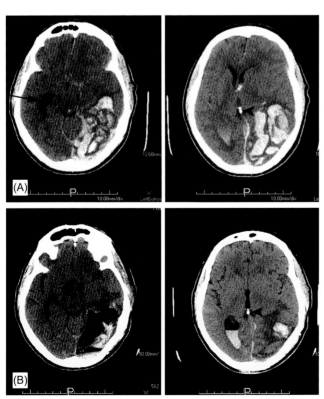

图 CS 5-1

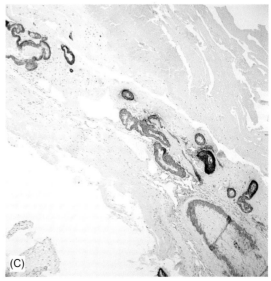

图 CS 5-2

参考文献

1. Qureshi A, Tuhrim S, Broderick J, Batjer H, Hondo H, Hanley D. Spontaneous intracerebral hemorrhage. *N Engl J Med*, 2001; 344: 1450–1460.

2. Juvela S, Kase C. Advances in intracerebral hemorrhage management. *Stroke*, 2006; 37: 301–304.

3. Broderick J, Connolly S, Feldmann E, *et al*. Guidelines for the management of spontaneous intracerebral hemorrhage in adults: 2007 update: a guideline from the American Heart Association/American Stroke Association Stroke Council. *Stroke*, 2007; 38: 2001–2023.

4. Broderick J, Adams H, Jr, Barsan W, *et al*. Guidelines for the management of spontaneous intracerebral hemorrhage: a statement for healthcare professionals from a special writing group of the Stroke Council, American Heart Association. *Stroke*, 1999; 30: 905–915.

5. Tuhrim S, Horowtiz D, Sacher M, Godbold J. Validation and comparison of models predicting survival following intracerebral hemorrhage. *Crit Care Med*, 1995; 23: 950–954.

6. Arakawa S, Saku Y, Ibayashi S, Nagao T, Fujishima M. Blood pressure control and recurrence of hypertensive brain hemorrhage. *Stroke*, 1998; 29: 1806–1809.

7. Greenberg SM. Cerebral amyloid angiopathy: prospects for clinical diagnosis and treatment. *Neurology*, 1998; 51: 690–694.

8. Knudsen K, Rosand J, Karluk D, Greenberg S. Clinical diagnosis of cerebral amyloid angiopathy: validation of the Boston criteria. *Neurology*, 2001; 56: 537–579.

9. O'Donnell H, Rosand J, Knudsen K, *et al*. Apolipoprotein E genotype and the risk of recurrent lobar intracerebral hemorrhage. *N Engl J Med*, 2000; 342: 240–245.

10. Aguilar M, Hart R, Kase C, *et al*. Treatment of warfarinassociated intracerebral hemorrhage: literature review and expert opinion. *Mayo Clin Proc*, 2007; 82: 82–92.

11. Eckman M, Rosand J, Knudsen K, Singer D, Greenberg S. Can patients be anticoagulated after intracerebral hemorrhage? A decision analysis. *Stroke*, 2003; 34: 1710–1716.

12. Tuhrim S. Aspirin-use before ICH: a potentially treatable iatrogenic coagulopathy? [Editorial]. *Stroke*, 2006; 37: 4–5.

13. Diener H–C, Bogousslavsky J, Brass L, *et al*. Aspirin and clopidogrel compared with clopidogrel alone after recent ischaemic stroke or transient ischaemic attack in high-risk patients (MATCH): randomised, doubleblind, placebo-controlled trial. *Lancet*, 2004; 364: 331–7.

14. Ariesen MJ, Claus SP, Rinkel GJE, Algra A. Risk factors for intracerebral hemorrhage in the general population: a systematic review. *Stroke*, 2003; 34: 2060–2065.

15. Kernan W, Viscoli C, Brass L, *et al*. Phenylpropanolamine and the risk of hemorrhagic stroke. *N Engl J Med*, 2000; 343: 1826–1832.

16. Davis SM, Broderick J, Hennerici M, *et al*. Hematoma growth is a determinant of mortality and poor outcome after intracerebral hemorrhage. *Neurology*, 2006; 66: 1175–1181.

17. Mayer S. Ultra-early hemostatic therapy for intracerebral hemorrhage. *Stroke* 2003; 34: 224–229.

18. Selim M. Deferoxamine mesylate: a new hope for intracerebral hemorrhage: from bench to clinical trials. *Stroke*, 2009; 40(Suppl 1): S90–S91.

19. Finelli P. A diagnostic approach to multiple simultaneous intracerebral hemorrhages. *Neurocrit Care* 2006; 4: 267–271.

20. Gates P. Intraventricular hemorrhages. In: Bogousslavsky J, Caplan L, eds. *Stroke Syndromes*, 2nd edn. Cambridge: Cambridge University Press; 2001: 612–617.

21. Viswanathan A, Chabriat H. Cerebral microhemorrhage. *Stroke*, 2006; 37: 550–555.

22. Wardlaw J, Lewis S, Keir S, Dennis M, Shenkin S. Cerebral microbleeds are associated with lacunar stroke defined clinically and radiologically, independently of white matter lesions. *Stroke*, 2006; 37: 2633–2636.

23. Trouillas P, von Kummer R. Classification and pathogenesis of cerebral hemorrhages after thrombolysis in ischemic stroke. *Stroke*, 2006; 37: 556–561.

24. Fiorelli M, Bastianello S, von Kummer R, *et al*. Hemorrhagic transformation within 36 hours of a cerebral infarct: relationships with early clinical deterioration and 3-month outcome in the European Cooperative Acute Stroke Study I (ECASS I) cohort. *Stroke*, 1999; 30: 2280–2284.

25. Larrue V, von Kummer R, Muller A, Bluhmki E. Risk factors for severe hemorrhagic transformation in ischemic stroke patients treated with recombinant tissue plasminogen activator: a secondary analysis of the European–Australasian Acute Stroke Study (ECASS II). *Stroke*, 2001; 32: 438–441.

26. Khatri P, Wechsler L, Broderick J. Intracranial hemorrhage associated with revascularization therapies. *Stroke*,

2007; 38: 431–440.

27. Kase CS, Furlan AJ, Wechsler LR, *et al*. Cerebral hemorrhage after intra-arterial thrombolysis for ischemic stroke: the PROACT II trial. *Neurology*, 2001; 57: 1603–1610.

28. Neumann-Haefelin T, Hoelig S, Berkefeld J, et al. Leukoaraiosis is a risk factor for symptomatic intracerebral hemorrhage after thrombolysis for acute stroke. *Stroke*, 2006; 37: 2463–2466.

29. The National Institute of Neurological Disorders and Stroke rt-PA Stroke Study Group. Intracerebral hemorrhage following intravenous t-PA therapy for ischemic stroke. *Stroke*, 1997; 28: 2109–2118.

30. Martinelli I, Sacchi E, Landi G, Tailoi E, Duca F, Nammucci P. High risk of cerebral-vein thrombosis in carriers of a prothrombin-gene mutation and in users of oral contraceptives. *N Engl ʝ Med* 1998; 338: 1793–1797.

31. Ferro JM, Canhao P, Stam J, Bousser M-G, Barinagarrementeria F, for the ISCVT Investigators. Prognosis of cerebral vein and dural sinus thrombosis: results of the International Study on Cerebral Vein and Dural Sinus Thrombosis (ISCVT). *Stroke*, 2004; 35: 664–670.

32. Gosk-Bierska I, Wysokinski W, Brown R, Jr, *et al*. Cerebral venous sinus thrombosis: incidence of venous thrombosis recurrence and survival. *Neurology*, 2006; 67: 814–819.

33. Broderick J, Brott T, Duldner J, Tomsick T, Huster G. Volume of intracerebral hemorrhage: a powerful and easy-to-use predictor of 30-day mortality. *Stroke*, 1993; 24: 987–993.

34. Zhu X, Chan M, Poon W. Spontaneous intracranial hemorrhage: which patients need diagnostic cerebral angiography? A prospective study of 206 cases and review of the literature. *Stroke*, 1997; 28: 1406–1409.

35. Mayer S, Brun N, Begtrup K, et al. Recombinant activated factor VII for acute intracerebral hemorrhage. *N Engl ʝ Med*, 2005; 352: 777–785.

36. Mayer SA, Brun NC, Begtrup K, *et al*. Efficacy and safety of recombinant activated factor VII for acute intracerebral hemorrhage. *N Engl ʝ Med*, 2008; 358: 2127–2137.

37. Steiner T, Rosand J, Diringer M. Intracerebral hemorrhage associated with oral anticoagulant therapy: current practices and unresolved questions. *Stroke*, 2006; 37: 256–262.

38. Kobayashi S, Sato A, Kageyama Y, Nakamura H, Watanabe Y, Yamaura A. Treatment of hypertensive cerebellar hemorrhage – surgical or conservative management? *Neurosurgery*, 1994; 32: 246–250.

39. Mendelow A, Gregson B, Fernandes H, *et al*. Early surgery versus initial conservative treatment in patients with spontaneous supratentorial intracerebral haematomas in the International Surgical Trial in Intracerebral Haemorrhage (STICH): a randomised trial. *Lancet*, 2005; 365: 387–397.

40. Montes J, Wong J, Fayad P, Awad I. Stereotactic computed tomographic-guided aspiration and thrombolysis of intracerebral hematoma: protocol and preliminary experience. *Stroke*, 2000; 31: 834–840.

41. Bladin C, Alexandrov A, Bellavance A, et al. Seizures after stroke: a prospective multicenter study. *Arch Neurol*, 2000; 57: 1617–1622.

42. Diringer M, Edwards D. Admission to a neurologic/neurosurgical intensive care unit is associated with reduced mortality rate after intracerebral hemorrhage. *Crit Care Med* 2001; 29: 635–640.

43. SHEP Cooperative Research Group. Prevention of stroke by antihypertensive drug treatment in older persons with isolated systolic hypertension: final results of the Systolic Hypertension in the Elderly Program (SHEP). *ʝAMA*, 1991; 263: 3255–3264.

44. PROGRESS Group. Randomised trial of a perindoprilbased blood-pressure-lowering regimen among 6105 individuals with previous stroke or transient ischaemic attack. *Lancet*, 2001; 358: 1033–1041.

45. Chobanian A, Bakris G, Black H, et al. Seventh report of the Joint National Committee on Prevention, Detection, Evaluation, and Treatment of High Blood Pressure (JNC 7 – Complete Version). *Hypertension*, 2003; 42: 1206–1252.

46. Coull B, Skaff P. Disorders of coagulation. In: Bougousslavsky J, Caplan L, eds. *Uncommon Causes of Stroke*. New York: Cambridge University Press; 2001: 86–95.

延伸阅读

1. Broderick J, Connolly S, Feldmann E, *et al*. Guidelines for the management of spontaneous intracerebral hemorrhage in adults: 2007 update: a guideline from the American Heart Association/American Stroke Association Stroke Council. *Stroke*, 2007; 38: 2001–2023.

2. Mayer S. Ultra-early hemostatic therapy for intracerebral hemorrhage. Stroke, 2003; 34: 224–229.

3. PROGRESS Group. Randomised trial of a perindoprilbased blood-pressure-lowering regimen among 6105 in-

dividuals with previous stroke or transient ischaemic attack. *Lancet*, 2001; 358: 1033–1041.

4. Qureshi A, Tuhrim S, Broderick J, Batjer H, Hondo H, Hanley D. Spontaneous intracerebral hemorrhage. *N Engl J Med*, 2001; 344: 1450–1460.

5. Trouillas P, von Kummer R. Classification and pathogenesis of cerebral hemorrhages after thrombolysis in ischemic stroke. *Stroke*, 2006; 37: 556–561.

6. Viswanathan A, Chabriat H. Cerebral microhemorrhage. *Stroke*, 2006; 37: 550–555.

为患者提供资源的机构和网站

脑出血

American Stroke Association (www.strokeassociation.org)
National Stroke Association (www.stroke.org)
www.strokecenter.org/pat/ich.htm

脑血管淀粉样变

http://angiopathy.org/

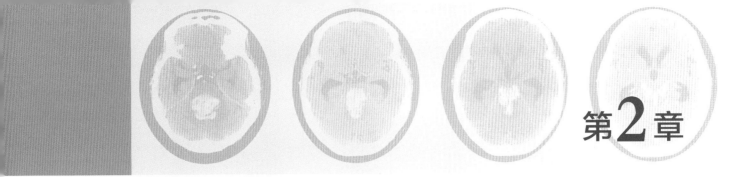

第2章

颅内动脉瘤及蛛网膜下腔出血

一、流行病学

所谓蛛网膜下腔出血(SAH)是指血液外渗进入中枢神经系统的脑脊髓液腔隙。最常见的原因是颅脑外伤(图2-1)和颅内动脉瘤(IA)(图2-2)的破裂出血[1]。在非外伤性的原因中,80%的SAH系由颅内动脉瘤破裂所致。另外20%系由中脑周围非动脉瘤性的SAH所致[2~4]。

在所有新发的脑卒中病例中,动脉瘤性SAH占1%～7%,在全世界范围内,平均发病率为10.5例/10万人·年[2,5]。由于预后不良、死亡率高、发病年龄较轻,SAH所导致的劳动能力丧失的年份数量和缺血性脑卒中相似[6]。在65岁之前,SAH占所有脑卒中相关潜在减寿年数的27%[6]。随着年龄的增长,非外伤SAH的发病率也随之增加,其平均发病年龄为55岁。女性发生蛛网膜下腔出血的风险是男性的1.6倍,而黑种人发病的风险是白种人的2.1倍[7]。

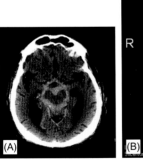 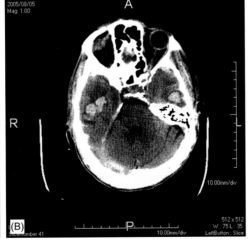 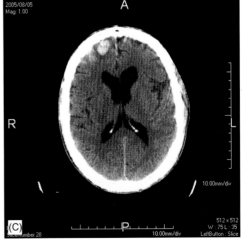

图2-1 外伤性SAH。由于闭合性头部外伤而发生SAH时,往往在基底池有比较弥散的出血。第1个病例是一个老年患者在台阶上跌倒后发生颅脑外伤(A)。第2个病例是摩托车车祸(B,C),在颞叶和额叶可以看见有弥散性的脑实质出血,这与天幕和血肿周边轻微的SAH相比更加明显。

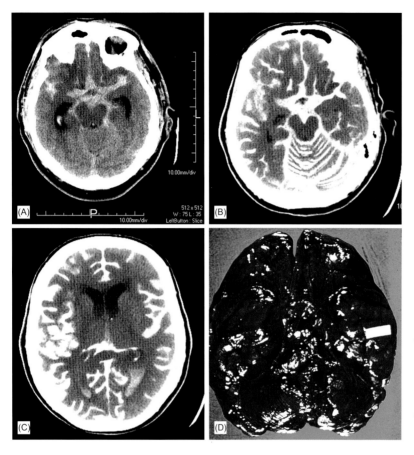

图 2-2　典型的动脉瘤性 SAH。CT 平扫检查显示：前交通动脉(A-Comm)瘤破裂引起广泛的蛛网膜下腔出血，在 Willis 环周围的出血似蟹足样改变，侧脑室的颞角也增大(A)。另一病例的 CT 增强扫描显示：在大脑纵裂中有比较明显的积血，侧脑室后角也有积血(B，C)。死于 SAH 患者的大体标本显示：整个大脑的表面都覆盖着出血(D)。

二、危险因素

动脉瘤性 SAH 中，可控的危险因素包括：

- 吸烟
- 高血压
- 使用可卡因
- 近期严重酗酒[2,8]

和不吸烟的人相比，吸烟者发生动脉瘤性 SAH 的风险性增加 3 ～ 10 倍，而且和吸烟的量成正比[8]。由于吸烟会降低 α_1- 抗胰蛋白酶的活性，从而使得 IA 易于发生。因为这是一种蛋白溶解酶(如弹性蛋白酶)抑制剂。过度的蛋白溶解会导致动脉壁的结缔组织降解，促进动脉瘤的形成。

遗传性结缔组织病，如 Ehlers-Danlos 综合征(IV 型)、弹性假黄瘤、肌纤维发育不良等都可能合并 IA 和 SAH 的发生[1]。在家族性的颅内动脉瘤综合征患者中，至少他们有 2 个一级直系亲属也都有颅内动脉瘤。不过，遗传方式并不是很清楚[8]。与散发的 IA 患者相比，家族性 IA 综合征的患者，即使这个 IA 的尺寸比较小，发生破裂的风险性也比较高；而且 IA 形成以及破裂的年龄也比较轻[8-11]。

三、发病机制

如果动脉的直径相同,那么动脉瘤更好发于颅内动脉,而非颅外动脉。这是由于颅内动脉的血管壁更薄,它有比较薄弱的中膜,同时缺乏外弹力层[8]。显微镜检查显示,典型的囊状,或"草莓状"IA的中膜非常薄弱,内弹力层呈片段状,或完全缺失(图 2-3)。动脉瘤的壁只有内膜和外膜,中间夹杂着数量不等的透明纤维组织。Willis 环周围动脉的近端分叉处搏动压力最大(见图 2-3)[11]。这些动脉的分叉处是发生动脉粥样硬化性动脉瘤的主要部位,动脉瘤的顶端是最容易破裂的部位。

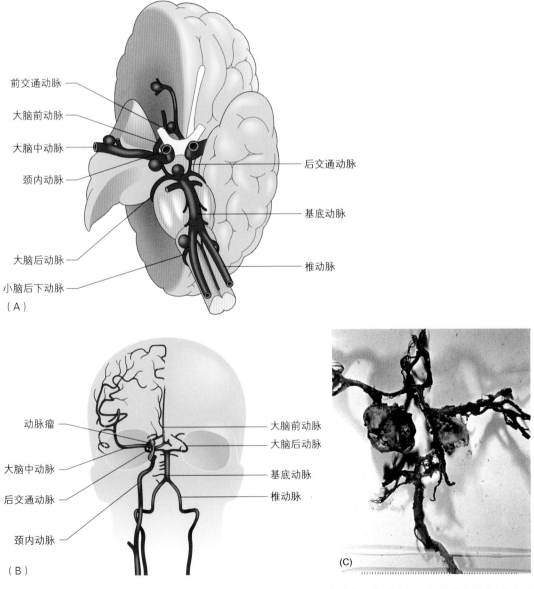

图 2-3 颅内动脉瘤的常见部位和病理表现。Willis 环周围的动脉分叉部位是 IA 的好发部位(A),(引自 Schievink 授权[8])。Willis 环位于球后(B),(引自 Ellegala 和 Day 授权[11])。图中显示了两个巨大动脉瘤,位于颈内动脉(ICA)的远端和后交通动脉(P-Comm)的结合部位(C)。

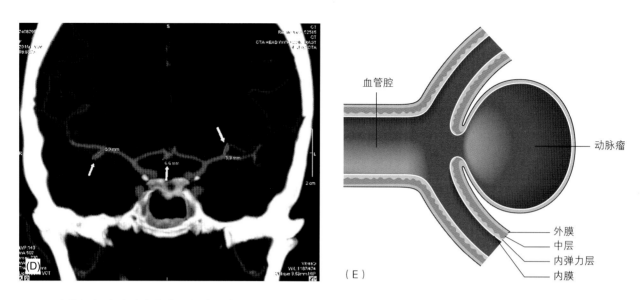

图 2-3（续） 颅内动脉瘤的常见部位和病理表现。CTA 的冠状扫描显示在颅内动脉的第一和第二级分支处有 3 个未破裂动脉瘤：双侧大脑中动脉分叉处（ M1 ~ M2 段 ），中央部位前交通动脉处，前交通动脉瘤指向下方。通过 CTA 对动脉瘤的大小进行了测量（ D ）。图 E 显示动脉瘤壁内弹力层和中层的缺失。其他几层结构为内膜和外膜（引自 Osborn 授权[53]）。

四、临床表现

SAH 的典型表现为剧烈头痛（常描述为"有生以来最严重的头痛"），伴恶心、呕吐以及意识水平的下降，有时有神经系统功能障碍。神经系统的功能障碍可能是由于动脉瘤的直接压迫、颅内压力的增高和（或）脑内血肿（当动脉瘤破裂血液破入蛛网膜下腔的同时，也直接破入脑实质内形成脑内血肿）。

- 体检时非特异性的发现：
  —— 颈项强直
  —— 意识水平降低
- 由于颅内压急剧增高而出现：
  —— 视神经乳头水肿
  —— 展神经麻痹
  —— 视网膜，透明膜下，玻璃体出血，提示颅内压力急剧增高，预后不良（见图 2-4 ）[2]。
- 提示动脉瘤部位的神经系统体征：
  —— 后交通动脉瘤直接压迫在动眼神经上而导致动眼神经麻痹
  —— 展神经麻痹
  —— 后颅窝的病变可以出现眼震，共济失调
  —— 大脑中动脉近端的动脉瘤可能出现失语，轻偏瘫，或视野缺损
  —— 前交通动脉瘤可能出现两下肢乏力，或意识丧失[12]

SAH 后患者的神经系统功能缺损为两个重要临床评级：Hunt-Hess 评级和世界神经外科

医生联盟评级的制定提供了必要的基础(见表 2-1)。

　　SAH 的误诊也很常见[12,15]。首先,遇到严重头痛的患者,需立即进行头颅 CT 平扫检查,以排除 SAH(见图 2-5)。而被误诊的患者,往往头痛不是那么剧烈,也可能早先头痛症状已经缓解。这些所谓前兆性的头痛一般认为是早期出血所致,或是动脉瘤壁扩张所致。但这和其他一些良性病变引起的头痛很难区别。大量文献都对 SAH 的鉴别诊断进行了讨论[2,8,12]。常见的误诊原因为:没有对临床表现进行完整的分析,在诊断中没有进行 CT 扫描,没有进行腰穿,或者是对脑脊液的错误分析[2,12]。现代 CT 平扫对于 SAH 诊断的敏感性超过 90%[12]。对于不典型头痛、CT 扫描未发现异常而仍需要排除 SAH 的患者,可以进行腰穿以提高诊断的准确性。

五、诊断

　　在现代 CT、MR 神经血管影像问世前,IA 的诊断依靠常规脑血管造影检查。如今,在大部分患者中行非创伤性的 CTA 和 MRA 检查,已逐步取代了常规血管造影。

(一) MRI 和 MRA 检查

　　这种检查模式可能会遗漏掉小的动脉瘤。在前瞻性研究中,一般可以发现直径 <5mm 的动脉瘤,也可能可以发现直径小至 2mm 的动脉瘤。这种检查模式可以提供非常良好的解剖定位细节,如 IA 和脑实质结构的关系。也可以了解是否有缺血性脑卒中,病灶周围是否有水肿。有时,甚至可以了解 IA 内的血流动力学(图 2-6,图 2-7)。同时,这也是发现动脉瘤囊腔内是否存在血栓的最好方法(图 3-5B)[8]。但是,MRA 检查对于准备接受开颅手术的患者来说不能提供特别的帮助。研究建议:对于那些有遗传动脉瘤风险的患者,如家族中有动脉瘤患者[9,10]或者是多囊肾患者[16-18],MRA 可以作为一种筛选检查。

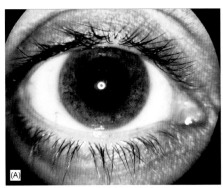
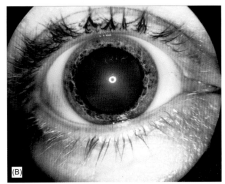
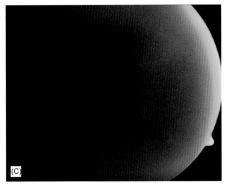

图 2-4　Terson 综合征。在瞳孔的后部反光照相上,典型的视网膜红眼反射消失了(A)。这是因为破裂的动脉瘤导致颅内压力和眼内压力急性增高进而导致广泛的玻璃体积血所致(图 2-13 是该患者的神经影像资料)。与之对比的是另外一患者显示的正常视网膜的红眼反射(B)。第一例患者的眼内照相非常模糊,这是因为大量血液通过玻璃体弥散出来(C)。

表2-1　蛛网膜下腔出血的分级

(A) Hunt-Hess 分级 [14]

级别　　　　描　述*

1　无症状,或者轻微头痛,轻度颈项强直

2　脑神经麻痹,轻度～重度头痛,颈项强直

3　轻度局灶性功能障碍,昏睡,或意识混乱

4　昏迷,中度～重度偏瘫,早期去脑强直

5　深昏迷,去脑强直,濒死状态

* 如果有严重的系统性疾病[高血压、糖尿病(DM)、严重动脉硬化、慢性阻塞性肺疾病],或通过脑血管造影发现严重血管痉挛,需要加重一级。

(B) 世界神经外科医师联盟分级 [13]

分级	GCS*	临床表现	分级	SAH	脑室内出血
1	15	无运动障碍	0	无	无
2	13～14	无运动障碍	1	少量	两侧侧脑室内无出血
3	13～14	运动障碍	2	少量	两侧侧脑室内有出血
4	7～12	运动障碍 ±	3	厚+	两侧侧脑室内无出血
5	3～6	运动障碍 ±	4	厚+	两侧侧脑室内有出血

* Glasgow 昏迷量表(GCS):睁眼(4分),最佳的肢体运动(6分),最佳的语言反应(5分)3项评分相加得到的和就是GCS。

+ 说明在10个脑池或脑裂中(额叶纵裂、四叠体池、双侧鞍上池、环池、基底池和双侧侧裂池等)有一个或一个以上的结构中充盈血液。

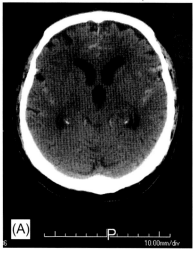 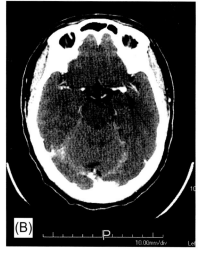

图2-5　CT扫描显示SAH(A)在双侧侧裂池和纵裂池中均有血液。另一提示SAH的表现是第三脑室和侧脑室的颞角都比较圆,提示有早期脑积水的表现。(B)CT增强显示天幕处积血,左侧大脑中动脉分叉处IA可能(如↑所示)。

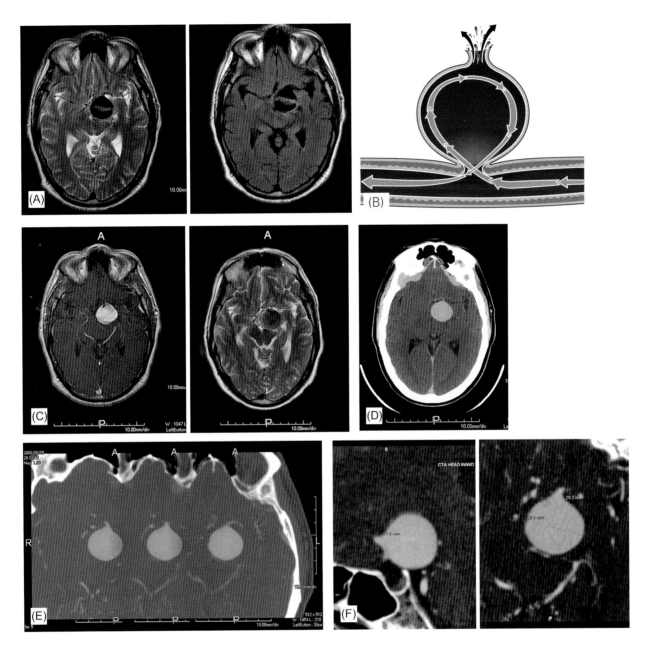

图 2-6 在 MR 和 CTA 上显示的一个巨大 IA。T_2 加权(A,左)和 FLAIR 序列(A,右)显示左侧 ICA 远端巨大的未破裂动脉瘤,提示动脉瘤囊腔的中心存在涡流。一般在比较大的动脉瘤中,动脉血液从瘤壁远端流入动脉瘤囊腔内,形成涡流后再从瘤壁近端流出(B,引自 Osborn 授权[53])。有时在核磁共振成像上可以发现这一现象。增强 MR 的 T_1 序列(C,左)和未增强的 T_2 序列(C,右)显示了动脉瘤对左侧的大脑脚有明显的占位效应。

CT 平扫也可显示一定的解剖关系(D),而 CTA 检查则有其优点。CTA 的 3 层横断面显示动脉瘤骑跨在 A1 (内侧)和 M1 (外侧)段上(E)。还可以根据 CTA 图像测量动脉瘤的颈宽为 11.5mm (F,左),以及整个动脉瘤的大小为 28.4mm (F,右)。直径 >25mm 的动脉瘤称为巨大动脉瘤。由于该动脉瘤的瘤颈相当宽以及特殊的解剖位置,最终治疗时不得不将载瘤动脉,即左侧的 ICA 栓塞。

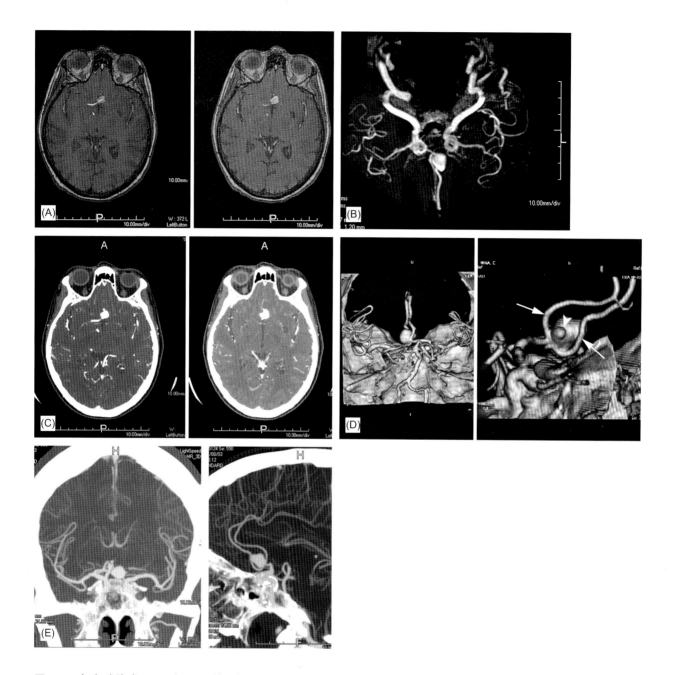

图 2-7　复杂动脉瘤 MRA 和 CTA 的比较。MRA（A）和用 55ml 碘帕醇增强的 CTA（C）检查都显示这是一个前交通动脉瘤，大小约 10mm×10mm×9 mm，瘤颈宽 2mm。（B 是 MRA 重建图像，D 是 CTA 重建图像）右侧大脑前动脉的 A1 段是载瘤动脉。但是 CTA 检查更好地显示了这个复杂动脉瘤的形态学特点，以及载瘤动脉和动脉瘤远端的血管关系。双侧的大脑前动脉 A2 段都是从动脉瘤的这一侧发出（D, 右, 如↑所示）。CTA 的冠状面（E, 左）和矢状面图像（E, 右）则清晰地显示了动脉瘤和颅底的关系。CTA 检查很好地显示了动脉瘤破裂出血的位置：右外侧壁上的小凸起（D, 右, 如箭头所示）。虽然就该例动脉瘤来说，CTA 检查似乎比 MRA 检查为动脉瘤夹闭手术提供了更好的影像资料，但是，由于存在扫描层厚、技术（如磁场的强度）、增强剂的控制等多种不同因素，所以很难对这两种技术的优劣进行比较。

（二）CT 和 CTA 检查

现代的快速多层 CT 扫描（一般急诊中心都配置）对于病灶的诊断有很大帮助[19]。螺旋 CT 血管造影技术（CTA）可以对动脉瘤进行快速的三维解剖结构重建（图 2-6 ~ 图 2-8），可以发现包括钙化在内的动脉瘤的各种变化，可以显示动脉瘤和颅底结构的解剖关系，同时和 MRI 相比，对于那些病情不太稳定的患者，CTA 检查也更加安全。CT 和常规的脑血管造影相比，可以更准确地显示动脉瘤壁的钙化以及动脉瘤和邻近颅骨的关系。有助于发现一些在神经外科上危险性较高的病灶（图 2-9）。最后，如果患者体内有金属植入物，如早期的铁磁性的动脉瘤夹等，则不能做 MRA，那么 CTA 就是唯一的选择了[8]。这些早期的动脉瘤夹在某些 CT 或 MRI 检查时仍可能产生问题，因为它们的条纹状的金属伪影太强，可能妨碍对邻近结构的观察（图 2-10）。

如果在基底池中 IA 好发部位的附近发现高密度的血块，是典型的破裂动脉瘤的诊断依据（图 2-11）。然而，有时破裂动脉瘤仅有少量、甚至没有 SAH。这时，如果发现有脑叶内出血或是脑室内出血也提示可能存在动脉瘤（图 2-12、图 2-13）[20]。

（三）常规脑血管造影

这种通过导管技术进行的脑血管造影检查可以提供高分辨率的动脉瘤形态，可以为选择治疗方案提供最佳的信息[21]。如果进行手术中造影检查，可以明确 IA 是否完全被闭塞，载瘤动脉（近端和远端）是否保持通畅（图 2-14）。血管内介入治疗后，必须通过脑血管造影来随访 IA 内栓塞弹簧圈的状况，因为栓塞材料会在其他影像学检查上产生伪影。当然，血管造影是侵袭性的，碘剂不会穿透动脉瘤内的血栓，可能会低估动脉瘤的大小。造影的危险包括：由于导管引起的缺血性脑梗塞、血肿，或在股动脉穿刺点形成假性动脉瘤，以及由于造影剂造成的肾衰竭[8]。大样本前瞻性研究发现，在围操作期发生永久性神经功能损伤的概率约 0.5%[22]。如果是伴有动脉粥样硬化性疾病的老年患者，或者是有全身性结缔组织疾病的患者，如 Ehlers-Danlos 综合征，则风险将明显升高[1]。

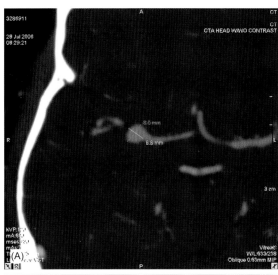
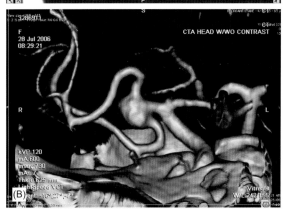
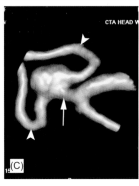

图 2-8　螺旋 CT 血管造影。CTA 显示一个 MCA 分叉处的复杂性动脉瘤（A），大小为：8.0mm × 6.6mm。通过重建，显示了动脉瘤和颅底的关系（B）。在设计治疗方案时，可独立地取出动脉瘤图像并旋转。这个动脉瘤比较复杂，因为它涉及 3 根血管：载瘤动脉 M1 段（如↑所示），以及两根向外发出的 M2 段分支（如箭头所示）。

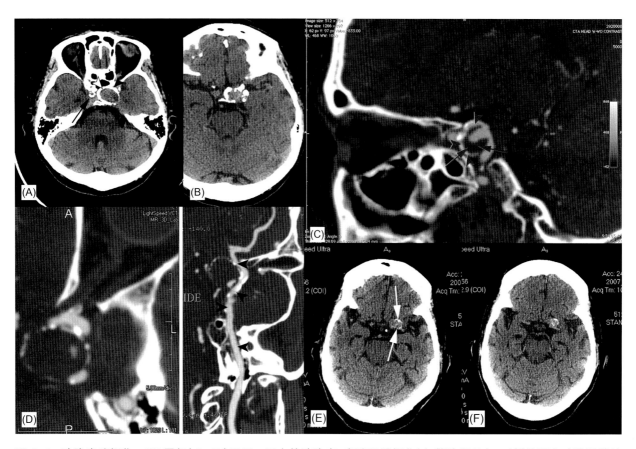

图 2-9　动脉瘤壁钙化。CT 平扫(A，B)显示一巨大的动脉瘤，瘤壁严重钙化(如箭头所示)。对侧的颈内动脉远端的血管壁也有钙化(如↑所示)。在矢状位的 CTA 上(C)：可以发现进入动脉瘤囊腔中上部的造影剂并不多，这显然与血栓形成有关，因为在钙化的动脉瘤壁(如箭头所示)和囊腔中造影剂显影的部位之间，有一灰色层(如↑所示)。同时也显示了 IA 和眶尖的关系(眼球位于右上角，D，左)，在矢状位上，还显示了它和载瘤动脉 ICA 的关系(如箭头所示)(D，右)。图 E、F 的 CT 平扫显示了另一患者的一个动脉瘤，这是一个 Willis 环周围、伴明显钙化的 IA (如↑所示)。

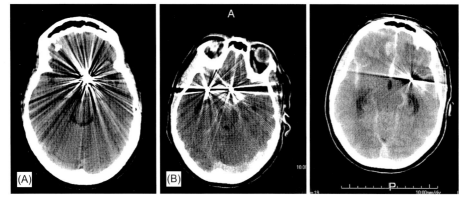

图 2-10　动脉瘤栓塞后 CT 扫描出现伪影。这是一左 ICA 眼动脉段的动脉瘤，通过血管内介入弹簧圈栓塞治疗(A)。另一患者(B)：对 3 个动脉瘤(治疗前 CTA 如图 2-3D 所示)都进行了栓塞治疗。SAH 范围极广(B，右)。通过导管进行介入治疗，由于栓塞的材料往往是由铂组成，所以在 CT 检查时，会像动脉瘤夹一样产生金属伪影。

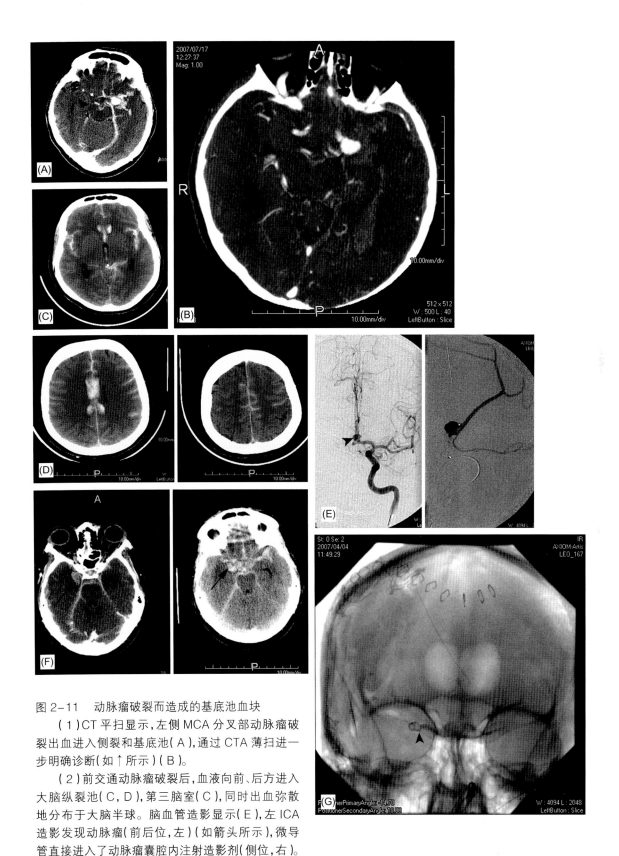

图 2-11　动脉瘤破裂而造成的基底池血块

（1）CT 平扫显示,左侧 MCA 分叉部动脉瘤破裂出血进入侧裂和基底池(A),通过 CTA 薄扫进一步明确诊断(如↑所示)(B)。

（2）前交通动脉瘤破裂后,血液向前、后方进入大脑纵裂池(C,D),第三脑室(C),同时出血弥散地分布于大脑半球。脑血管造影显示(E),左 ICA 造影发现动脉瘤(前后位,左)(如箭头所示),微导管直接进入了动脉瘤囊腔内注射造影剂(侧位,右)。

（3）在入院时的 CT 平扫上可以看见位于 Willis 环周围的右侧的后交通动脉瘤(如↑所示)(F)。该动脉瘤被夹闭(G),在头颅 X 线平片上,在右侧眼眶后可见动脉瘤夹(如箭头所示)。

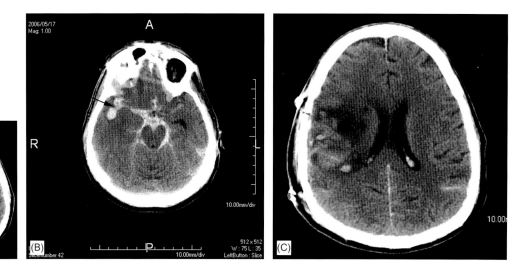

图2-12 MCA 动脉瘤伴随动静脉畸形而致半球出血。由于右侧 MCA 动脉瘤破裂(如↑所示)(B),致右侧大脑半球较大的 ICH(A),同时基底池中 SAH。术后 CT 平扫的图像(C): 在开颅减压的手术中对动脉瘤的载瘤动脉 M2 段进行了夹闭和电凝,通过出血后(A)和手术后(C)的 CT 影像,对中线、脑室结构进行比较。位于脑白质和邻近皮层的血块和病灶已经被清除,病理检查证实是动静脉畸形。而 IA 位于动静脉畸形供应动脉上。

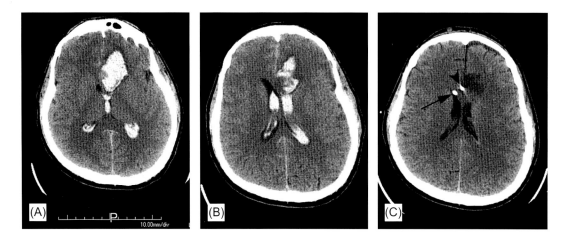

图2-13 动脉瘤破裂造成脑实质出血。前交通动脉瘤破裂出血进入右侧胼胝体前部和额叶,同时累及邻近侧脑室(B),但大脑纵裂池中蛛网膜下腔出血比较少,基底池中几乎没有血。出血后7天(C),可见大多数出血被吸收了,高密度的是动脉瘤夹(如箭头所示),同时还可看见右侧侧脑室的外引流管(如↑所示)。左侧额叶内侧面(皮层下,ACA 的穿通支)的低密度提示脑梗塞。

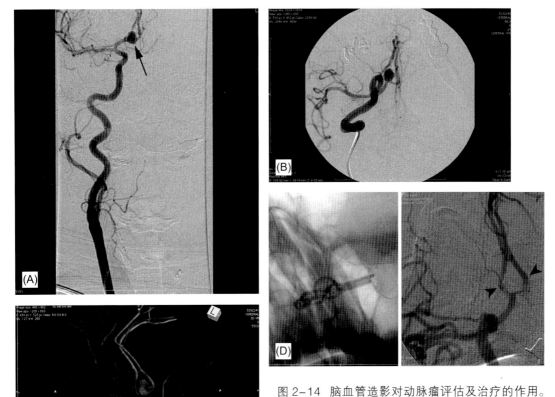

图 2-14 脑血管造影对动脉瘤评估及治疗的作用。脑血管造影显示一前交通动脉瘤:(A)右侧 ICA 造影显示了动脉瘤(如↑所示);(B)手术前的颏下位造影片(下颌连线下方向上拍摄);(C)三维旋转血管造影(three-dimensional rotational angiography, 3D-RA)斜位片显示:A2 段沿动脉瘤的外侧走行;(D)手术中拍片显示动脉瘤夹(未减影,左);然后是减影的片子(右)(箭头指在 A2 段,正好邻近被夹闭的动脉瘤)。

六、治疗

(一) 内科及神经科治疗

已经有文章对内科和神经科治疗非外伤性、动脉瘤性 SAH 进行了回顾分析(见表 2-2)[2,23,24]。

- 钙离子拮抗剂尼莫地平能够显著改善患者的临床预后,已经成为早期治疗的标准方法[2,25]。

- "三 H 治疗"(高容量、高血压、血液稀释)是预防脑血管痉挛,进而预防脑缺血的常用方法[5],不过目前尚缺乏有效的证据来证实它确能改善预后。

最近的临床试验对低温[26]、氨甲环酸(抗纤维溶解的药物,减少再出血率)[27]、神经保护剂、静脉滴注硫酸镁和抑制素(14 肽生长抑素)[5]的疗效等进行了研究。也有作者对如何预防和治疗并发症以及如何准确夹闭动脉瘤包括手术中和手术后血管造影、第三脑室微侵袭造瘘术(从而减少脑室 – 腹腔分流手术)、如果发生颅内压增高时进行开颅手术减压等一系列问题进行了探讨[5,28]。

表 2-2　蛛网膜下腔出血的治疗指南 *

治　疗	建　议
（A）神经区域和相关的并发症	
动脉瘤治疗	
手术夹闭	在发病 72 小时内进行手术
血管内介入	在发病 72 小时内进行操作
常见并发症	
癫痫	静脉点滴劳拉西泮（0.1mg/kg，2mg/min），随后苯妥英钠快速静脉注射（20mg/kg，< 50mg/min）
脑积水	进行脑室外引流或腰穿放脑脊液
再出血	加强支持治疗，早期处理动脉瘤
脑血管痉挛	扩充容量，或使用升压药升高血压；可以进行血管内治疗（经血管腔的血管成形术，或直接注射血管扩张剂）；每日一次或隔日一次在床边进行多普勒血管超声检测
钙离子拮抗剂	每天口服尼莫地平，60mg q4h，共 21 天
低钠血症	如果是 SIADH，需限制摄入水量。如果是脑耗盐综合征，可用 0.9% 生理盐水或高渗盐水补充容量
心肌损伤	使用美托洛尔，对心室功能进行评估，处理心律失常
肺水肿	如有必要可行呼吸机支持，检测 PCWP 和心脏功能，须鉴别心源性和神经源性肺水肿
（B）一般处理	
气道和心血管	在 ICU 监护，最好是 NICU
环境	减少噪声，减少探视直到动脉瘤治疗后
疼痛	可使用吗啡或可待因
胃肠道	预防使用雷尼替丁或兰索拉唑等抗酸剂
深静脉栓塞	使用长弹力袜，或是气压装置帮助静脉回流，在动脉瘤治疗后皮下注射肝素
血压	在动脉瘤处理之前，保持收缩压在 90 ~ 140mmHg。处理后，血压可以略高，保持收缩压 < 200mmHg
血糖	保持血糖在 4.4 ~ 6.7mmol/L（80 ~ 120mg/dl），可持续点滴含胰岛素的葡萄糖溶液
核心体温	维持在 ≤ 37.2℃。可用对乙酰氨基酚或物理降温控制
液体	保持足够的容量（CVP 在 5 ~ 8mmHg），如果有血管痉挛，可扩容，CVP 在 8 ~ 12mmHg
营养	取决于患者的意识水平，如果吞咽没有问题，可以口服补充营养，如不能口服，则使用肠内营养
（C）长期支持	
康复	物理、职业训练和语言治疗
神经精神	针对大脑半球和优势半球进行特殊的神经精神检测，进行认知康复
抑郁	使用抗抑郁药物，必要时进行精神治疗
慢性头痛	可使用三环类抗抑郁药物，也可使用非甾体类抗炎药

* 资料引自 Suarez 等授权[2]。

CVP：中心静脉压；PCWP 肺毛细血管楔压；SIADH 抗利尿激素不适当分泌。

SAH 后主要的神经系统并发症包括:血管痉挛伴延迟性脑缺血(46%)、脑积水(20%)和动脉瘤再出血(7%)[2]。

1. 血管痉挛(病例 1)

SAH 后 3 天发生血管痉挛,4~14 天是最危险的时期,5~7 天时症状最重。预后不良的患者中有 1/3 是因为发生了血管痉挛[2,5,23]。一般在 SAH 后 2~4 周逐渐缓解。在 SAH 的 2 周内,推荐每天使用经颅多普勒(Doppler)超声进行检测[2,29,30]。如果有以下因素,可能容易发生血管痉挛:高龄(年龄 >60 岁),CT 显示大量 SAH,入院时意识水平较低[5]。虽然有很多临床的药物研究,如动脉内使用尼卡地平,但球囊血管成形术仍然是最标准的治疗血管痉挛的方法,成功率 > 90%,而并发症的概率 < 5%[31]。

2. 脑积水

SAH 患者中有 15%~20% 会发生脑积水,出血后 3~21 天都可能发生。总体上,SAH 患者中有 20% 的人需要通过分流手术来治疗慢性脑积水。

3. 再出血

再出血的死亡率可高达 50%(图 2-15)[2,32]。发病的 24 小时内,至少有 4% 的 SAH 患者可发生再出血。在发病的头 2 周内,发生再出血的概率是 1%~2%/d。2 周内,累积再出血的风险性为 20%,1 个月内为 30%,6 个月内为 40%。再出血与 SAH 的严重程度以及动脉瘤的大小有关。

(二)动脉瘤的治疗

IA 破裂前后,最常见的治疗方法是通过开颅手术来夹闭动脉瘤和通过血管内介入治疗,用弹簧圈栓塞动脉瘤。到底选择哪个方法,需根据不同患者来决定。相关的因素包括:患者的年龄、一般状况、动脉瘤的位置以及动脉瘤周围的神经血管形态。目前的趋势是对破裂的动脉瘤在 24 ~ 72 小时内进行早期治疗,以达到夹闭或栓塞的目的。因为早期再出血的死亡率很高,如果动脉瘤未处理即进行"三 H 治疗"很可能增加再出血的风险。

1. 手术夹闭动脉瘤(图 2-16)

在过去的几十年时间内,动脉瘤的经典治疗就是开颅手术夹闭。可以临时阻断 IA 的载瘤动脉,也可以先孤立动脉瘤[11]。这样,IA 就更容易处理,搏动也不太强,从而有利于永久性夹闭。同时还可以更好地处理早期或术中破裂。在手术夹闭时一定注意不能损伤 Willis 环上发出的一些穿通支。如果分离动脉时或夹闭不当,损伤了这些穿通支,会导致脑梗死,预后不良。尤其是深部的皮质下结构、丘脑、脑干等发生缺血性损伤,会导致认知功能障碍(见图 2-17)。

2. 血管内弹簧圈栓塞(病例 2)[21]

由于 20 世纪 90 年代,导管技术和可脱卸金属弹簧圈的发展,血管内栓塞治疗动脉瘤得到发展。1996 年,美国食品药品管理局(FDA)批准了首例动脉瘤血管内栓塞治疗[2,34]。2002 年发表的国际蛛网膜下腔出血动脉瘤临床试验(ISAT)是针对动脉瘤治疗的一个里程碑式的临床研究[35,36]。该研究涉及 2 143 位患者,他们大多数是级别比较低的动脉瘤破裂患者(大多数是小的前循环动脉瘤)。对开颅手术夹闭和血管内栓塞治疗进行了比较[35],治疗后 1 年,两组在死亡率上没有区别。但是,血管内栓塞组的总体死亡率和依赖率较低。与开颅手术夹闭动脉瘤相比,基于导管技术的血管内栓塞治疗的侵袭性较小,所以病残率较低,对于老年患者尤其是如此。对于手术难以夹闭的椎 – 基底动脉动脉瘤,尤其是基底动脉顶端动脉瘤(见图 2-18),血管内栓塞早已成为一种常规治疗方法,所以,ISAT研究的最大影响就是促进了血管内栓塞治疗在前循环动脉瘤中的应用[5]。

开颅手术夹闭较困难、嵌入于骨质中的动脉瘤包括:颅底、海绵窦和眼眶(如颈内动脉 – 眼动脉段动脉瘤和眼动脉动脉瘤)以及椎 – 基底动脉系统的动脉瘤。其他一些动脉瘤本身的特点也对手术的难易产生影响,如存在动脉瘤壁间钙化(见图 2-9),会使得手术夹闭比较困难。如果是多发性动脉瘤,或者曾经手术夹闭过对侧动脉瘤,如果再次开颅手术,那么手术后发生认知障碍的可能较大,一般可选择血管内栓塞治疗,以避免双侧开颅手术(见图 2-19)。

如果动脉瘤颈较宽,瘤颈和动脉瘤最大径的比例 > 0.5,不太适合血管内栓塞治疗。如果有正常的分支从动脉瘤底部或瘤顶部发出,也不太适合血管内栓塞治疗[2,8]。这时,可以选择开颅手术夹闭,因为,这样可以避免损伤那些从动脉瘤发出的正常分支。MCA 分叉部位的动脉瘤最适合手术夹闭(见图 2-8)。现在出现了新的介入技术,如 Neuroform™ 微导管支架技术(Neuroform Microdelivery Stent System),可以防止弹簧圈过早脱落到宽颈动脉瘤的载瘤动脉内。还有涂聚合体的弹簧圈,这样可以促进动脉瘤囊腔内血栓形成。这些新技术会进一步降低血管内栓塞治疗的病残率,从而更促进其临床应用(见图 2-18)。

血管内弹簧圈栓塞治疗的潜在缺陷包括(见图 2-17):

- 血管内栓塞治疗可能发生血栓形成和出血等并发症。有一项研究对未破裂动脉瘤而接受血管内栓塞治疗的患者进行随访,结果发现 42% 的人在弥散加权 MRI 上发现缺血性改变。此外,如果在围术期过度使用抗凝剂,可能发生出血。

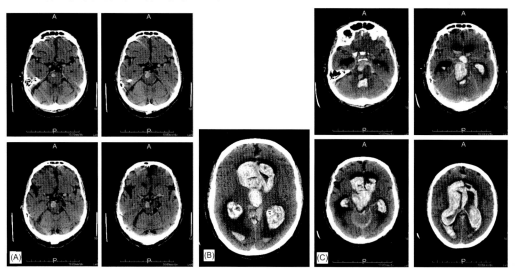

图 2-15　大脑后动脉(PCA)动脉瘤再破裂出血。该患者右侧大脑后动脉一个 12.8mm 的动脉瘤,表现为右侧中脑脑桥交界处的占位性病变,并导致动眼神经麻痹,而出现复视(A,患者的 CT 扫描)。动脉瘤从 P1 段一直到右侧中脑。在进行治疗前准备时,患者的意识水平急剧下降。即刻再次行头颅 CT 平扫(B,C),显示出血量明显增加,一直进入第三脑室,并几乎充满整个脑室系统。巨大的 ICH 很可能源于PCA 的 IA 再破裂出血。

- 如果动脉瘤没有完全闭塞,那么需要通过影像学检查进行检测,如颅底摄片和血管造影检查。血管内栓塞动脉瘤后到底要随访多长时间,目前仍无明确答案。但如果有瘤颈残留(血管内栓塞、手术夹闭不完全都可能出现这种情况[38]),可能需要再次进行血管内栓塞治疗。
- 当然如果反复接受常规的血管造影检查,接受放射性辐射剂量的风险也就会随之增加。
- 弹簧圈栓塞是否导致血管痉挛仍不明确。
- 有些急性 SAH 患者,由于存在脑实质内血肿,或硬膜下血肿,在进行血管内栓塞治疗前需要先手术清除血肿(见图 2-19)。

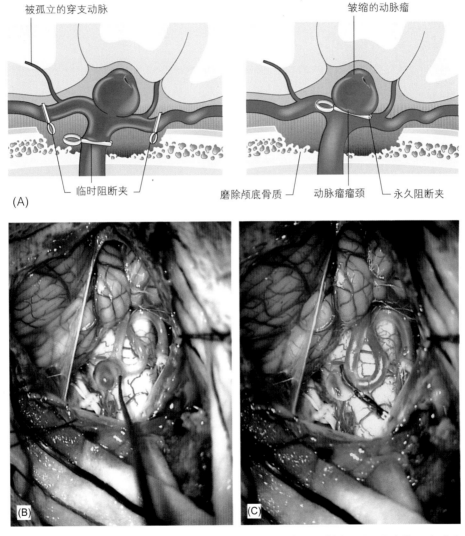

图 2-16　手术夹闭动脉瘤。破裂 IA 与邻近蛛网膜下腔的关系,使用临时阻断夹"孤立"病灶。在手术过程中(A,左),放置临时动脉瘤夹阻断载瘤动脉的近端,或是在动脉瘤的近端和远端都放置临时阻断夹,以确保孤立动脉瘤。孤立动脉瘤可能会造成缺血,甚至可能发生脑梗塞。放置永久性动脉瘤夹(A,右)后就将动脉瘤完全阻隔到正常血液循环之外了。可能需要切除部分颅底,以便于暴露。动脉瘤周围的分支动脉可以通过镜下辨别,也可以通过多普勒(Doppler)超声仪判断,确保这些正常分支动脉,在动脉瘤夹闭后依然保持着正常的血流(图像引自 Ellegala 和 Day 授权[11])。

夹闭未破裂动脉瘤。IA 位于小脑后下动脉的扁桃体祥,通过中线的枕下入路 + 寰椎切除进行暴露(B)。小脑就位于动脉瘤的左侧上方。第二张图是动脉瘤夹闭后的图像(C)。(Inam Kureshi 提供术中的图像资料)。

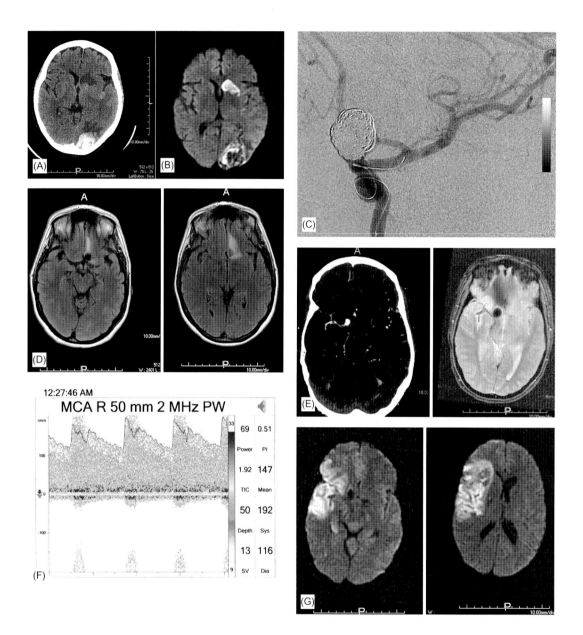

图 2-17　动脉瘤治疗的并发症

（1）穿通支阻塞后脑实质内出血（A,B）。巨大前交通 IA 进行血管内栓塞治疗时,左侧 A1 段被阻塞后,尾状核头部发生梗塞（见病例 2）。CT 扫描显示（A）左侧顶枕叶同时出现的脑叶内出血。这是过度抗凝（围术期使用了标准化肝素）,使用了氯吡格雷和高血压所致。弥散加权 MRI（B）也显示了同样情况。

（2）脑实质水肿（C,D）。一个直径 13mm 的左眼动脉旁动脉瘤,患者因头痛而偶然发现。通过血管内栓塞治疗。（C）左侧 ICA 造影显示微导管头端正好位于载瘤动脉分叉成 ACA 和 MCA 的前端。很可能是对动脉瘤内栓塞弹簧圈的炎性反应。局部脑实质发生水肿,患者出现轻度表达性失语,一直持续几周。FLAIR-MR（D）可以看见高信号区域,正好位于栓塞的 IA 的前上方。

（3）脑血管痉挛以及缺血性梗塞（E ~ G）。第 3 例患者因为右侧 ICA 分叉部动脉瘤破裂而进行血管内栓塞治疗。该患者因为头痛、呕吐在另一医院住院,6 天后接受血管内栓塞治疗。可见右侧半球和基底池有明显的 SAH。当左侧偏瘫加重时,不得不转往上级医院。CTA 显示了动脉瘤（左侧）,GE-MRI（右侧）也很好地显示了 IA（图 E）。发生了双侧 MCA 血管痉挛,经颅多普勒超声检查显示（F）:右侧 MCA 严重血管痉挛,收缩期的峰值速度为 192cm/s。虽然进行了"三 H 治疗"和血管成形术,但在 GE-MRI 右侧 MCA 供应区还是出现了大面积梗塞（G）。

- 长期随访的结果还不清楚。血管内栓塞治疗应用的时间还不长,所以还缺乏长期随访的资料。目前已知,在 9 年的随访期内,再破裂的概率较低[40,41]。

鉴于经验丰富的地区以上治疗中心有大量的病例,同时进行手术夹闭和血管内栓塞治疗,并对临床资料进行随访,这样才能制定出针对 IA 和 SAH 的治疗指南。在这些医院中,由多学科组成的专业人员对每个病例采用何种治疗(手术夹闭还是血管内栓塞)比较其收益和风险。大量的神经血管病例的治疗经验可以使围术期处理更多地应用现代神经影像学技术和神经重症监护技术。

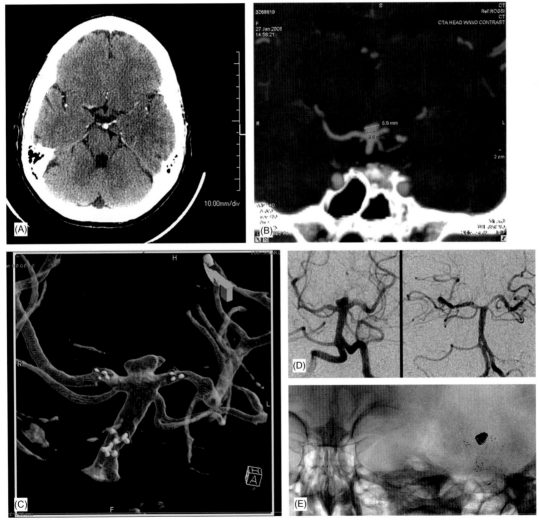

图 2-18　支架辅助弹簧圈栓塞基底动脉顶端动脉瘤。患者女性,52 岁,IA 位于基底动脉(BA)顶端。手术夹闭非常困难。CT 增强扫描可见病灶表现为高密度扩张(如箭头所示)(A)。在 CTA 上对动脉瘤的大小进行测量(B),动脉瘤颈宽 3.8mm,直径 5.9mm。由于宽颈,为了避免弹簧圈脱落而进入基底动脉远端,所以使用了 Y 型支架技术。这一技术的原理是:一个支架像 Y 型穿过另一个支架的裂隙,这样就可以对基底动脉顶端进行塑形。血管造影的三维图像显示(C):两个绿色末端标记的支架。这两个支架都起自基底动脉中段,然后分别进入两侧 PCA 的 P1 段。在其后的图像中(D),常规血管造影显示了放置了 Y 型支架后(左侧)和 BA 动脉瘤栓塞后(右侧)的图像。最终的未经数字减影前后位 X 片图像(E)显示了栓塞治疗前(左,注意眶部)后(右)的情况。

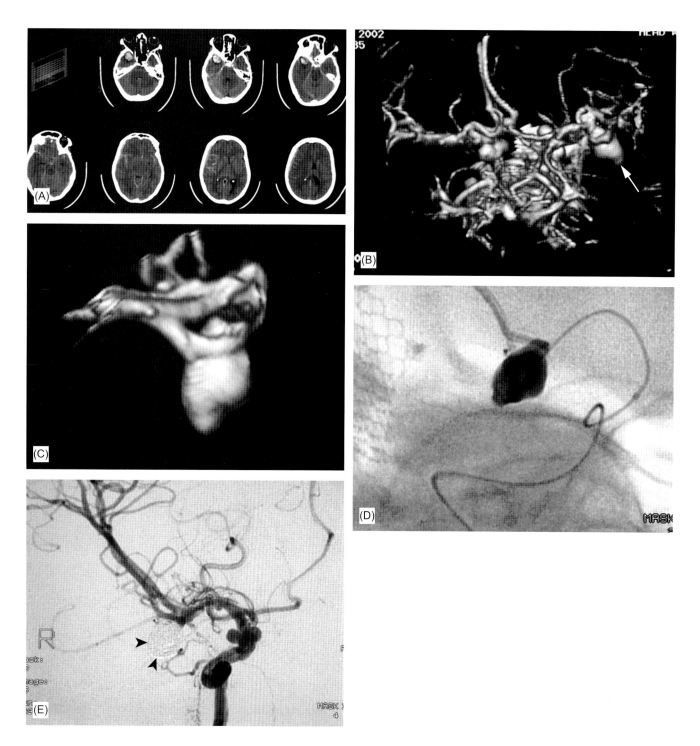

图 2-19 开颅手术减压后血管内栓塞治疗。中年女性,意识水平突然下降,伴右侧瞳孔散大。此为脑实质和硬膜下血肿压迫所致。血肿靠近右侧颞叶前方,同时有明显的 SAH。Hunt-Hess 分级为 5 级。

头颅 CT 扫描后(A),急症行开颅手术,清除硬膜下血肿,以挽救生命。CTA (注意:左右方向相反) 显示导致血肿的原因很可能是右侧 MCA (M2 段) 向下指向的 10mm 大小的一个 IA (如↑所示) (B)。病灶在 CTA (C) 和微导管造影显示得很清楚(D)。常规脑血管造影显示:通过 GDC® 弹簧圈对这个动脉瘤进行了栓塞治疗(如箭头所示)。右侧 ICA 造影的减影图像(E)。这个患者还有其他动脉瘤(在 B 中不够清楚):右侧 ICA 眼动脉段和右侧 P-Comm 动脉瘤,大小约 5mm;左侧 6mm 大小的 P-Comm 动脉瘤。这些动脉瘤都在血管内栓塞治疗时一并处理。

七、预后

无症状性动脉瘤每年破裂的风险性为 0.7%,但是以前有动脉瘤破裂的病史,动脉瘤年破裂的风险性要高许多。6 个月后,动脉瘤年破裂的风险为 2%~4%[44,45]。动脉瘤破裂导致蛛网膜下腔出血,这是非常严重的疾病,它可能再破裂出血,再出血后有很高的病残率和死亡率。这和未破裂 IA 完全不同。

动脉瘤的大小、位置都和破裂的风险性相关。大的动脉瘤以及位于后循环的动脉瘤,破裂的风险性比较大[44,45]。表 2-3 是 5 年累积破裂率。根据这些数据,有一种说法就是,当前循环动脉瘤的大小达到 7mm 时,就应该行手术夹闭或血管内栓塞治疗,这 7mm 好比是一个治疗的界限。但是,小动脉瘤破裂也非罕见。就整个人群而言,小动脉瘤似乎比大动脉瘤更容易破裂出血。最后,对老年患者而言,尤其是那些高风险性动脉瘤,在处理动脉瘤围术期的风险可能比动脉瘤自然病史的风险还要大(见图 2-20)。

高龄患者、入院时意识水平较低以及入院时头颅 CT 示有大量 SAH,预示患者预后不良[2]。

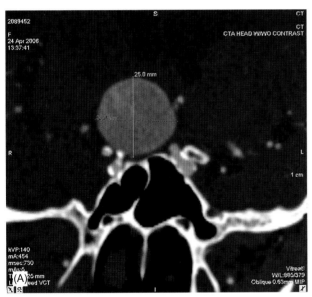

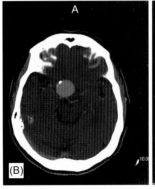
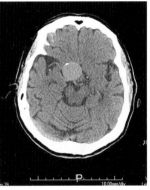

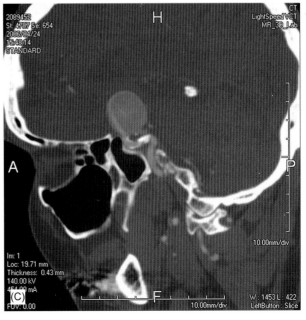

图 2-20 巨大动脉瘤,保守治疗。患者老年妇女,75 岁,偶然发现 ICA 远端动脉瘤。可能是由于病灶对右侧视神经压迫所致患者逐渐出现轻度、单眼视力下降进行性加重。虽然这个巨大的动脉瘤每年破裂出血的风险可高达 15% ~ 20%,但是通过复杂的神经血管介入治疗方法来处理这个动脉瘤也有相当的风险。病残率和死亡率可能 > 50%。所以,这个患者被建议不要对这个未破裂的 IA 进行介入治疗。

CTA 的冠状扫描(A)显示动脉瘤右侧前壁有钙化,这在 CTA 原始图像和 CT 平扫上(B,右)均表现为高密度(B,左)。在 CTA 的矢状位扫描上显示:右侧 ICA 远端似乎包绕着动脉瘤的前面。

表 2-3　颅内动脉瘤 5 年累积破裂率

动脉瘤直径	前循环 IA	后循环 IA
<7mm	0%	2.5%
7 ~ 12mm	2.6%	14.5%
13 ~ 24mm	14.5%	18.4%
>25mm	40%	50%

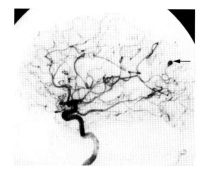

图 2-21　细菌性动脉瘤,未经治疗。患者女性,45 岁,在牙科操作几天后出现头痛、发热、SAH。血管造影(侧位)显示:典型细菌性动脉瘤(如↑所示)位于 MCA 远端,典型的位置。

　　SAH 的平均急性期死亡率很高。一半以上的患者(51%)死于急性期,较多死于 2 周内,10% 的患者在到达医院之前就已死亡,25% 的患者在发病 24 小时内死亡[2]。颅内压弥漫性急剧增高而致脑疝是早期死亡的主要原因[46]。动脉瘤性 SAH 的患者中约 70% 预后不良:死亡或者严重病残,不能独立生活[5]。除了早期脑疝以外,SAH 后造成神经系统和内科的并发症也是导致预后不良的原因(表 2-2)。

　　在 SAH 的幸存者中,长期认知障碍也非常多,50% 以上的患者有记忆障碍、情绪或神经精神方面的异常[47]。1/2~2/3 的幸存者在 SAH 一年以后可以返回原工作岗位[48]。

八、其他相关损害

(一)细菌性动脉瘤

　　血液感染时会发生细菌性动脉瘤,一般是细菌播种在颅内血管壁中而造成的。最常见的病因是细菌性心内膜炎,与动脉粥样硬化性动脉瘤多在 Willis 环周围不同,最常见的发病部位为 MCA 分支的远端(图 2-21,病例 3)。动脉瘤的壁非常脆,一般只能通过血管结扎(而不是动脉瘤夹闭)来进行治疗。由于其部位往往比较靠动脉远端,除了常规的脑血管造影有时不太容易发现这种细菌性动脉瘤(图 2-21、图 2-22)。

(二)非动脉瘤性中脑周围蛛网膜下腔出血

　　良性的 SAH,出血常在中脑周围、脑干前方的脑池中(图 2-23)。常规脑血管造影和 CTA 都未能发现 IA,所以发生 SAH 的原因不详。一般来说,CTA 本身已经是一个很好的诊断方法[49]。出血源于深静脉的破裂引起[4]。这种中脑周围 SAH 的患者一般预后较好,也无再出血风险[50]。

(三)非动脉瘤性的凸面蛛网膜下腔出血

　　此型非动脉瘤性 SAH 发生在完全不同的部位,主要位于大脑半球的周边结构(见图 2-24)。病因学不明。鉴别诊断包括:孤立性的皮层静脉栓塞、高血压、产后子痫以及 CAA。有研究指出:在此类 SAH 中,常规脑血管造影未能发现任何动脉瘤。

（四）动脉瘤 – 动脉的栓塞

导致缺血性脑卒中的罕见原因,通常伴巨大动脉瘤。由于动脉瘤巨大,常常发生瘤腔内栓塞(原位栓塞),此血栓不断形成,最终可能把颅内动脉的远端全部栓塞。其病因不详,但是神经影像学对诊断很有帮助(病例 4)。

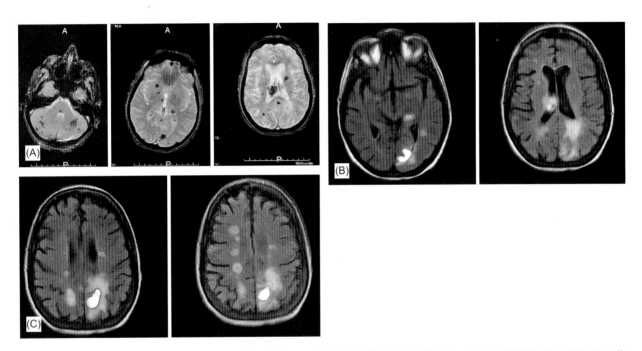

图 2-22　细菌性心内膜炎伴多发性颅内出血。患者 44 岁,有酒精性肝硬化,伴癫痫,意识水平下降,检查发现为金黄色葡萄球菌性细菌性心内膜炎,累及主动脉弓和二尖瓣。头颅 GE–MRI 检查发现多发的出血灶(A)。同时在 FLAIR 序列上发现在边缘区有多发的脑内病灶(B,C)。增强后,有些病灶在 T₁ 相上有强化(图片中未显示)。这与炎症性和出血性栓子的表现一致。由于患者情况较差,未行 CTA 和常规脑血管造影检查,不能确诊是否发生细菌性动脉瘤。

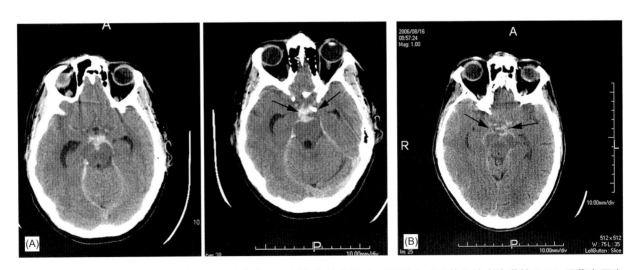

图 2-23　非动脉瘤性中脑周围蛛网膜下腔出血。两例患者的头颅 CT 显示(A,B)基底池中弥漫性 SAH,天幕表面也有积血。但主要还是在中脑周围的基底池和脑干前方(如↑所示)。第一个患者的颞角增大,呈脑积水表现(A)。常规脑血管造影和 CTA 检查都未发现动脉瘤。

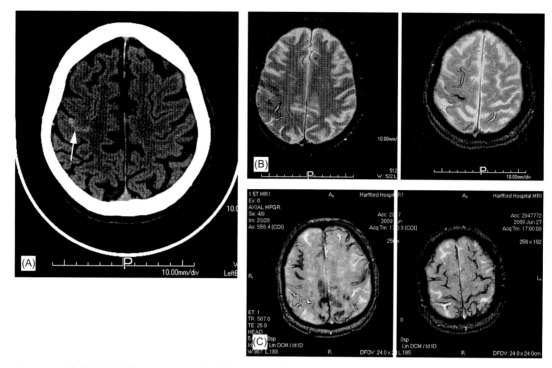

图 2-24　非动脉瘤性凸面 SAH。2 个病例为多发性半球 SAH，CT 平扫上可见 SAH（如↑所示）（A），
GE-MRI 上更趋明显（B）。

　　第 2 例病例：GE-MRI 序列检查提示慢性弥漫性半球性 SAH（C）。此 80 多岁老年患者为血管性
痴呆，表现为 2 个独立的脑叶出血性病灶（图片中未显示）。分别位于左顶和右颞叶，同时伴多发微出血
灶。该病例 SAH 和 ICH 可能的病因为 CAA。

病例讨论

病例 1　血管痉挛致延迟性脑缺血

　　患者女性，42 岁，SAH，Hunt-Hess 分级 3 级，右侧颈内动脉 – 后交通动脉 IA 破裂出血（图
CS 1-1）。入院时的头颅 CT 平扫可见高密度影（图 CS 1-1A，左，如箭头所示）。急症手术行
左侧额角脑室外引流，CT 上可见左额角高信号为脑室外引流管的头端（图 CS 1-1A，右）。然
后通过开颅手术夹闭了直径 10mm 的动脉瘤。头颅 X 线片上可以看见动脉瘤夹与颅底的关
系（图 CS 1-1B）。

　　手术后 6 天，患者情况恶化，有血管痉挛的表现（图 CS 1-2）。54mm 的多普勒（Doppler）
超声检查（TCD）左侧 MCA 和右侧 MCA（分别是右上角和右下角的波形）显示：收缩峰值的
速度接近 200cm/s。通过球囊对右侧 ICA 远端、A1 段、M1 段以及左侧 A1、A2 进行了血管形
成形术。常规脑血管造影显示治疗效果（前后位，右侧 ICA 造影；图 CS 1-2B）。对右侧 M1
段和 A1 段进行分析后发现，由于血管痉挛，A1 段远端的血管狭窄非常明显（如箭头所示，左
侧）。微导管一直到达右侧的 A1 段，对狭窄部位进行球囊血管成形术。

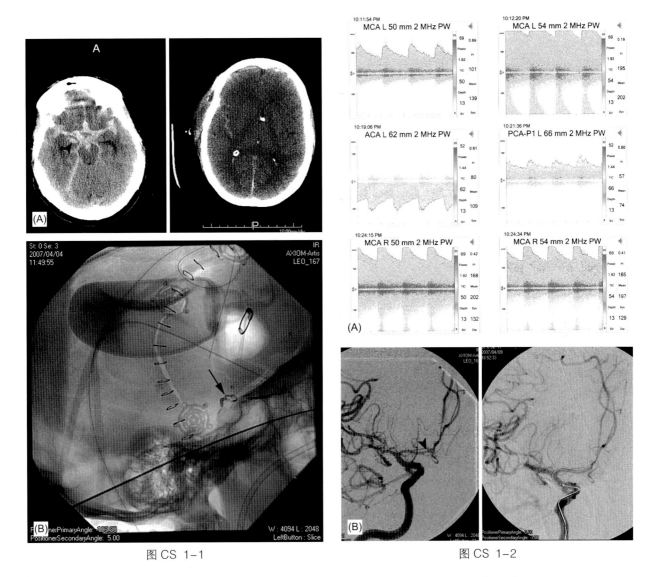

图 CS 1-1

图 CS 1-2

　　4 天后患者又接受了治疗(图 CS 1-3): 通过血管内介入技术在动脉腔内注射了共 0.7mg 的尼卡地平, 以治疗左侧 A1 段和 A2 段严重的血管痉挛(左侧 ICA 造影, 前后位; 图 CS 1-3A)。左侧图像对比显示了治疗前 A1 和 A2 段的管径和邻近的 M1 段。右侧图像显示导丝进入了 M1 段。64mmTCD 计算出左侧 ACA 的速度为 150cm/s (图 CS 1-3B, 右下角)。治疗后左侧 ICA 造影显示(前后位, 图 CS 1-3C): 左侧 A1 段和 A2 段的血流都有改善。

　　由于早期血管痉挛, 弥散加权 MRI 图像显示在右侧 MCA 区域有缺血灶(图 CS 1-4)。

评　论

　　该病例说明 SAH 后血管痉挛的自然病程难以预料。动脉瘤破裂后, SAH 可致 Willis 环周围任何大血管都有可能发生血管痉挛。此外, 血管痉挛的早期治疗(就如本例所示)也许也不能有效预防后期再发生血管痉挛以及随之而来的脑梗塞。经颅 Doppler 超声检查对于判断颅内近端动脉有无血管痉挛还是很有帮助的[29,30], 同时为神经介入医师施行血管内介入治疗提供帮助。

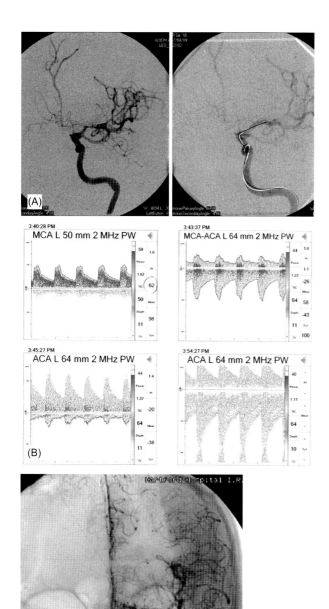

图 CS 1-3

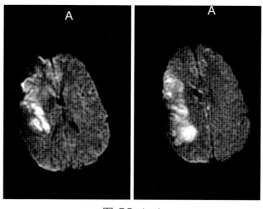

图 CS 1-4

病例2　栓塞治疗未破裂前交通动脉瘤

CT 冠状扫描(图 CS 2-1A)和 CTA(图 CS 2-1B)均显示一个 21mm 的 A-Comm 动脉瘤。CTA 检查提示：动脉瘤主要由左侧 A1 段供血，但 A1 段动脉瘤颈非常宽，在栓塞动脉瘤同时保存载瘤动脉十分困难。通过使用微球囊系统可选择性临时阻断 Willis 环附近的动脉(图片中未显示)。再造影显示：左侧的 A2 段同时还由前交通动脉供血，所以为完全栓塞 IA，可牺牲掉载瘤动脉，即左侧的 A1 段。

接下来的几张图像(图 CS 2-2)显示了血管内栓塞的操作过程。第一张(图 CS 2-2A)侧位片显示：导丝和栓塞物刚刚进入动脉瘤。左侧 ICA 造影的前后位减影图像(图 CS 2-2B，左)和未减影的图像(图 CS 2-2A，右；B，右；C，D)显示了总长为 268cm 的弹簧圈(GDC®、Matrix® 和 HydroCoil 栓塞系统)被紧密填塞至动脉瘤中。血流主要流入左侧 MCA。

评　论

这些脑血管造影图像展示了如何成功栓塞大型 IA。这样的操作一般耗时数小时，同时，需要大量的、不同类型的栓塞材料。但目前尚无统一标准：到底在栓塞治疗后，要多久随访一次脑血管造影，共要持续多少时间，才能完整评价这一治疗的效果。如果 IA 填塞不完全，动脉瘤囊腔内的栓塞材料可能发生移位。这就需要向动脉瘤囊腔内填塞新的材料以有效消除瘤腔内存在的任何空隙或是残留的动脉瘤颈[34,39]。

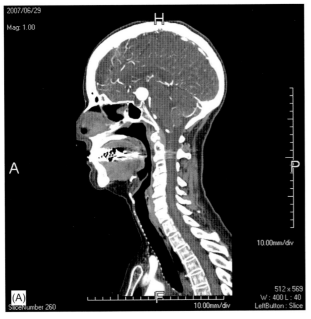

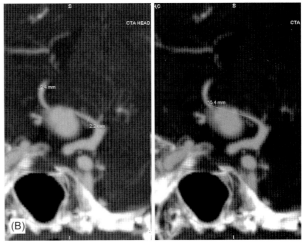

图 CS 2-1

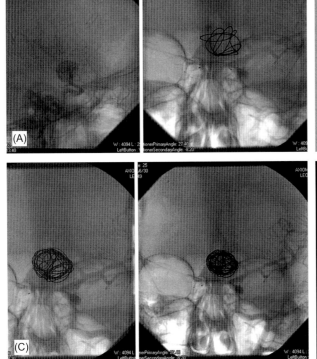

图 CS 2-2

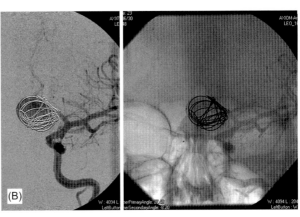

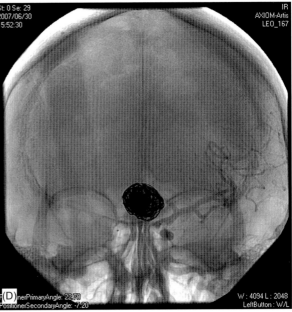

病例 3　细菌性动脉瘤的治疗

细菌性心内膜炎患者，CT 扫描上出现大量硬膜下血肿（图 CS 3-1A）。FLAIR 序列显示：左额顶部水肿明显（图 CS 3-1A，右侧），由细菌性动脉瘤引起。

细菌性动脉瘤位于 MCA 远端（M3）的分叉处。未能通过手术夹闭。常规脑血管造影依然发现动脉瘤囊腔中有造影剂充盈（侧位，图 CS 3-1B）。在三维脑血管造影上经过测量：动脉瘤大小为 8.3mm（图 CS 3-1C），与微导管直接注射造影剂显示的动脉瘤一致（图 CS 3-1D），导管的顶端（如箭头所示）非常接近动脉瘤。

然后通过微导管注射 α-氰基丙烯酸正丁酯（NBCA）对邻近的动脉瘤进行栓塞。在头颅侧位 X 线片上（图 CS 3-1E）可以显示不透光的栓塞胶的影子，它邻近动脉瘤夹，完整地显示出动脉瘤、MCA 远端（如↑所示）和供血的动脉（如箭头所示）。

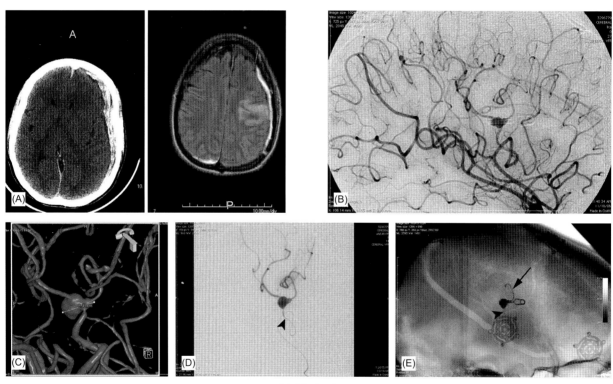

图 CS 3-1

病例 4 动脉瘤 – 动脉的血栓性脑卒中

患者女性,85 岁,在急诊室表现为可疑癫痫。然后出现了右侧大脑半球脑卒中的症状。入院时的头颅 CT 扫描(图 CS 4–1A,左侧)以及脑卒中发作后的 CT 扫描(图 CS 4–1A,右侧),中间相隔 8 小时。注意 CT 上的高密度影(CS 4–1A 右,如箭头所示),它位于扩张的 MCA 的分叉处,这和急性血栓相吻合。之后的 CT 灌注成像显示(图 CS 4–1B)脑血流降低(左侧),平均飞跃时间(mean transit time)延长(右侧)。说明整个 MCA 区发生了缺血性梗塞。

在 CTA 上可以见此导致 MCA 脑卒中的病灶(图 CS 4–2A):左侧 MCA 在分叉处好像被截断(如箭头所示),完全没有血流进入下分支 M2 段。图 CS 4–2B 显示了常规脑血管造影的前后位片,可以看见同样的阻塞(如箭头所示,左)。通过微导管头端(如箭头所示)向动脉内注入 20mg 组织凝血酶原激活剂,慢慢显示出了已经栓塞了的动脉瘤(图 CS 4–2B,右)。IA 位于 MCA 分叉处,在三维血管造影上显示得十分清楚(图 CS 4–2C)。

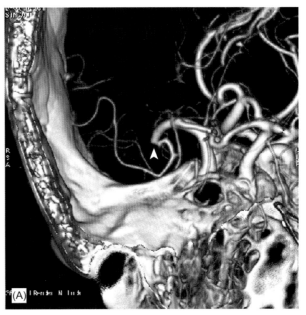

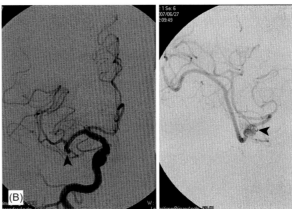

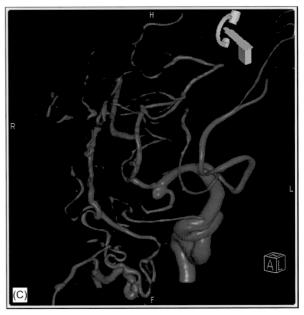

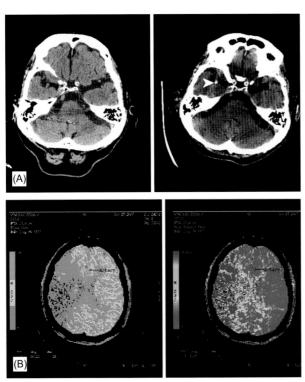

图 CS 4–1

图 CS 4–2

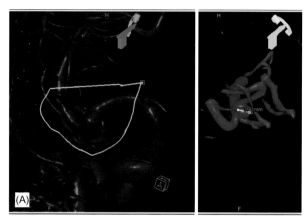

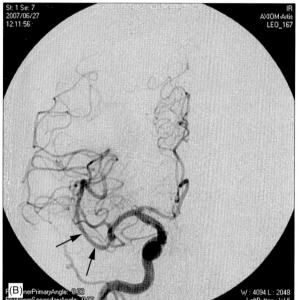

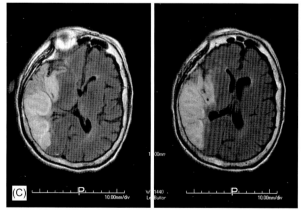

图 CS 4-3

治疗后（图 CS 4-3）

三维图像对动脉瘤进行了测量（CS 4-3A），动脉瘤的直径为 3.4mm（右侧）。通过动脉内注射组织凝血酶原激活剂，在右 ICA 造影片上（前后位），动脉瘤显影非常清晰，MCA 下分支的血流也恢复了（如↑所示）（图 CS 4-3B）。不幸的是，虽然经过积极治疗，此部位的血流已经恢复，但还是出现了大面积的 MCA 脑卒中。在 FLAIR-MR 上显示得很清楚（图 CS 4-3C）。

评　论

通过神经血管的影像学检查证实：MCA 分叉部的 IA 自行发生了血栓，从而闭塞了此动脉瘤以及相邻的 M2 段分支，并引起缺血性脑卒中。脑血管造影无法清楚地显示 IA 内到底有多大的血栓，因为造影剂无法通过血栓来显影。但是，通过注射组织凝血酶原激活剂融解血栓后，血栓的真正来源地——动脉瘤，就很清晰地显示出来了。在这个病例中，对闭塞部位的颅内血管进行急诊再通并没有能够成功避免缺血性脑卒中的发生。

参考文献

1. Schievink WI, Michels V, Piepgras DG. Neurovascular manifestations of heritable connective tissue disorders: a review. *Stroke*, 1994; 25: 889–903.

2. Suarez J, Tarr R, Selman W. Aneurysmal subarachnoid hemorrhage. *N Engl J Med*, 2006; 352: 387–396.

3. van Gijn J, van Dongen KJ, Vermeulen M, Hijdra A. Perimesencephalic hemorrhage: a nonaneurysmal and benign form of subarachnoid hemorrhage. *Stroke*, 1985; 35: 493–497.

4. van der Schaaf IC, Velthuis BK, Gouw A, Rinkel GJE. Venous drainage in perimesencephalic hemorrhage. *Stroke*, 2004; 35: 1614–1618.

5. Feigin V, Findlay M. Advances in subarachnoid hemorrhage. *Stroke*, 2006; 37: 305–308.

6. Johnston S, Selvin S, Gress D. The burden, trends, and demographics of mortality from subarachnoid hemorrhage. *Neurology* 1998; 50: 1413–1418.

7. Broderick J, Brott T, Tomsick T, Huster G, Miller R. The risk of subarachnoid and intracerebral hemorrhages in blacks as compared with whites. *N Engl J Med*, 1992; 326: 733–736.

8. Schievink W. Intracranial aneurysms. *N Engl J Med*, 1997; 336: 28–40.

9. ter Berg HW, Dippel DW, Limburg M, Schievink WI, van Gijn J. Familial intracranial aneurysms. A review. *Stroke*, 1992; 23: 1024–1030.

10. Wermer MJH, Rinkel GJE, van Gijn J. Repeated screening for intracranial aneurysms in familial subarachnoid hemorrhage. *Stroke*, 2003; 34: 2788–2791.

11. Ellegala D, Day A. Ruptured cerebral aneurysms [Editorial]. *N Engl J Med* 2005; 352: 121–124.

12. Edlow J, Caplan L. Avoiding pitfalls in the diagnosis of subarachnoid hemorrhage. *N Engl J Med*, 2000; 342: 29–36.

13. Report of Worlds Federation of Neurological Surgeons committee on a universal subarachnoid hemorrhage grading scale. *J Neurosurg* 1988; 68: 985–986.

14. Hunt W, Hess R. Surgical risk as related to time of intervention in the repair of intracranial aneurysms. *J Neurosurg*, 1968; 28: 14–20.

15. Edlow J. Diagnosis of subarachnoid hemorrhage: are we doing better? *Stroke* 2007; 38: 1129–1131.

16. Butler W, Barker F, Crowell R. Patients with polycystic kidney disease would benefit from routine magnetic resonance angiographic screening for intracerebral aneurysms: a decision analysis. *Neurosurgery*, 1996; 38: 506–516.

17. The Magnetic Resonance Angiography in Relatives of Patients with Subarachnoid Hemorrhage Study. Risks and benefits of screening for intracranial aneurysms in first-degree relatives of patients with sporadic subarachnoid hemorrhage. *N Engl J Med*, 1999; 341: 1344–1350.

18. Wiebers D, Torres V. Screening for unruptured intracranial aneurysms in autosomal dominant polycystic kidney disease. *N Engl J Med*, 1992; 327: 953–955.

19. Wintermark M, Uske A, Chalaron M, et al. Multislice computerized tomography angiography in the evaluation of intracranial aneurysms: a comparison with intraarterial digital subtraction angiography. *J Neurosurg*, 2003; 98: 828–836.

20. Thai Q-A, Raza S, Pradilla G, Tamargo R. Aneurysmal rupture without subarachnoid hemorrhage: case series and literature review. *Neurosurgery*, 2005; 57: 225–229.

21. Meyers PM, Schumacher HC, Higashida RT, et al. Indications for the performance of intracranial endovascular neurointerventional procedures. *Circulation* 2009; 119: 2235–2249.

22. Dion J, Gates P, Fox A, Barnett H, Blom R. Clinical events following neuroangiography: a prospective study. *Stroke*, 1987; 18: 997–1004.

23. Bederson JB, Awad IA, Wiebers DO, et al. Recommendations for the management of patients with unruptured intracranial aneurysms: a statement for healthcare professionals from the Stroke Council of the American Heart Association. *Stroke*, 2000; 31: 2742–2750.

24. Bederson JB, Connolly ES, Batjer HH, et al. Guidelines for the management of aneurysmal subarachnoid hemorrhage: a statement for healthcare professionals from a special writing group of the Stroke Council, American Heart Association. *Stroke*, 2009; 40: 994–1025.

25. Rinkel G, Feigin V, Algra A, van den Berg W, Vermeulen M, van Gijn J. Calcium antagonists for aneurysmal subarachnoid hemorrhage. Cochrane Database of Systematic Reviews, 2005:CD000277.

26. Todd M, Hindman B, Clarke W, Torner J. Mild intraoperative hypothermia during surgery for intracranial aneurysm. *N Engl J Med*, 2005; 352: 135–145.

27. Hillman J, Fridrikssojn S, Nilsson L, Ua A, Saveland H, Jakobsson K-E. Immediate administration of tranexamic acid and reduced incidence of early rebleeding after aneurysmal subarachnoid hemorrhage: a prospective randomized study. *J Neurosurg*, 2002; 97: 771–778.

28. Schirmer C, Hoit D, Malek A. Decompressive hemicraniectomy for the treatment of intractable intracranial hypertension after aneurysmal subarachnoid hemorrhage. *Stroke* 2007; 38: 987–992.

29. Sloan M, Alexandrov A, Tegeler C, et al. Assessment: transcranial Doppler ultrasonography: Report of the Therapeutics and Technology Assessment Subcommittee of the American Academy of Neurology. *Neurology*, 2004; 62: 1468–1481.

30. Vora Y, Suarez-Almazor M, Steinke D, Martin M, Findlay J. Role of transcranial Doppler monitoring in the diagnosis of cerebral vasospasm after subarachnoid hemorrhage. *Neurosurgery*, 1999; 44: 1237–1248.

31. Pelz D, Levy E, Hopkins L. Advances in Interventional Neuroradiology 2006. *Stroke*, 2007; 38: 232–324.

32. Kassell N, Torner J. Aneurysmal rebleeding: a preliminary report from the Cooperative Aneurysm Study. *Neurosurgery*, 1983; 13: 479–481.

33. Naidech A, Janjua N, Kreiter K, et al. Predictors and impact of aneurysm rebleeding after subarachnoid hemorrhage. *Arch Neurol*, 2005; 62: 410–416.

34. Lanzino G, Kanaan Y, Perrini P, Dayoub H, Fraser K. Emerging concepts in the treatment of intracranial aneurysms: stents, coated coils, and liquid embolic agents. *Neurosurgery*, 2005; 57: 449–459.

35. Molyneux A, Kerr R, Stratton I, et al. International Subarachnoid Aneurysm Trial (ISAT) of neurosurgical clipping versus endovascular coiling in 2143 patients with ruptured intracranial aneurysms: a randomised trial. *Lancet*, 2002; 360: 1267–1274.

36. Molyneux A, Kerr R, Yu L-M, *et al*. International Subarachnoid Aneurysm Trial (ISAT) of neurosurgical clipping versus endovascular coiling in 2143 patients with ruptured intracranial aneurysms: a randomised comparison of effects on survival, dependency, seizures, rebleeding, subgroups, and aneurysm occlusion. *Lancet*, 2005; 366: 809–817.

37. Grunwald I, Papanagiotou P, Politi M, Struffert T, Roth C, Reith W. Endovascular treatment of unruptured intracranial aneurysms: occurrence of thromboembolic events. *Neurosurgery*, 2006; 58: 612–618.

38. Rabinstein AA, Nichols DA. Endovascular coil embolization of cerebral aneurysm remnants after incomplete surgical obliteration. *Stroke*, 2002; 33: 1809–1815.

39. Murayama Y, Nien Y, Duckwiler G, *et al*. Guglielmi detachable coil embolization of cerebral aneurysms: 11 years' experience. *J Neurosurg* 2003; 98: 959–966.

40. Pelz D, Andersson T, Soderman M, Lylyk P, Negoro M. Advances in interventional neuroradiology, 2005. *Stroke*, 2006; 37: 309–311.

41. CARAT Investigators. Rates of delayed rebleeding from intracranial aneurysms are low after surgical and endovascular treatment. *Stroke* 2006; 37: 1437–1442.

42. Johnston SC, Zhao S, Dudley RA, *et al*. Treatment of unruptured cerebral aneurysms in California. *Stroke*, 2001; 32: 597–605.

43. Bederson JB, Connolly ES, Batjer HH, *et al*. Guidelines for the management of aneurismal subarachnoid hemorrhage: a statement for healthcare professionals from a special writing group of the Stroke Council, American Heart Association. *Stroke*, 2009; 40: 994–1025.

44. The International Study of Unruptured Intracranial Aneurysms I. Unruptured intracranial aneurysms – risk of rupture and risks of surgical intervention. *N Engl J Med*, 1998; 339: 1725–1733.

45. Wiebers D, Whisnant J, Huston J, III, *et al*. Unruptured intracranial aneurysms: natural history, clinical outcome, and risks of surgical and endovascular treatment. *Lancet*, 2003; 362: 103–110.

46. Hop J, Rinkel G, Algra A, van Gijn J. Case-fatality rates and functional outcome and subarachnoid hemorrhage: a systematic review. *Stroke*, 1997; 28: 660–664.

47. Mayer S, Kreieter K, Copeland D, et al. Global and domain-specific cognitive impairment and outcome after subarachnoid hemorrhage. *Neurology*, 2002; 59: 1750–1758.

48. Hackett M, Anderson C. Health outcomes 1 year after subarachnoid hemorrhage: an international population-based study. *Neurology* 2000; 55: 658–662.

49. Ruigrok Y, Rinkel G, Buskens E, Velthuis B, van Gijn J. Perimesencephalic hemorrhage and CT angiography: a decision analysis. *Stroke*, 2000; 31: 2976–2983.

50. Greebe P, Rinkel G. Life expectancy after perimesencephalic subarachnoid hemorrhage. *Stroke*, 2007; 38: 1222–1224.

51. Patel K, Finelli P. Nonaneurysmal convexity subarachnoid hemorrhage. *Neurocrit Care*, 2006; 4: 229–233.

52. Blecic S, Bogousslavsky J. Other uncommon angiopathies. In: Bougousslavksy J, Caplan L, eds. *Uncommon Causes of Stroke*. New York: Cambridge University Press; 2001: 355–368.

53. Osborn A. Intracranial aneurysms. In: *Diagnostic Cerebral Angiography*, 2nd edn. Philadelphia, PA: Lippincott Williams & Wilkins; 1999: 241–276.

延伸阅读

1. Bederson JB, Connolly ES, Batjer HH, *et al*. Guidelines for the management of aneurysmal subarachnoid hemorrhage: a statement for healthcare professionals from a special writing group of the Stroke Council, American Heart Association. *Stroke*, 2009; 40: 994–1025.

2. Edlow J, Caplan L. Avoiding pitfalls in the diagnosis of subarachnoid hemorrhage. *N Engl J Med*, 2000; 342: 29–36.

3. Ellegala D, Day A. Ruptured cerebral aneurysms [editorial]. *N Engl J Med* 2005; 352: 121–124.

4. Molyneux A, Kerr R, Stratton I, *et al*. International Subarachnoid Aneurysm Trial (ISAT) of neurosurgical clipping versus endovascular coiling in 2143 patients with ruptured intracranial aneurysms: a randomised trial. *Lancet*, 2002; 360: 1267–1274.

5. Schievink W. Intracranial aneurysms. *N Engl J Med*, 1997; 336: 28–40.

为患者提供资源的机构和网站

American Stroke Association (www.strokeassociation.org)

Aneurysm and AVM Support (www.brain-aneurysm.com/related.html)

National Stroke Association (www.stroke.org)

The Aneurysm and AVM Foundation

(www.aneurysmfoundation.org/resources.html)

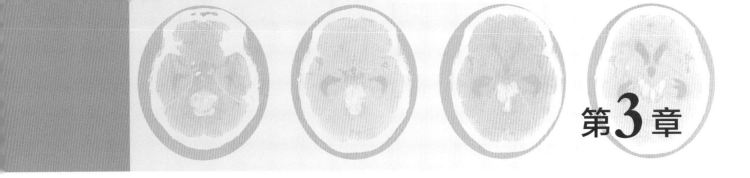

第3章

动静脉血管畸形

一、简介

颅内血管畸形在病理学、临床表现及预后方面有很大的差异。随着现代神经影像学的迅速发展，一些无特异症状的患者也被偶然发现。尽管一些颅内血管畸形是良性的，并无伴随症状，但是另外一些颅内血管畸形，常因为出血和癫痫，导致神经功能障碍及死亡。绝大多数的颅内血管畸形是先天性的，症状常常出现在儿童或青少年时期。常见的分类方法如下表（表3-1）。本章将讨论最复杂的脑血管畸形——动静脉畸形（AVMs），其他重要类型将在第4章中讨论。

表 3-1 脑血管畸形分类

A. 伴有动静脉分流的脑血管畸形

  1. 动静脉畸形（第3章）

    a. 单纯丛蔓状畸形血管团

    b. 混合（丛蔓状－瘘）畸形血管团

  2. 动静脉瘘（第5章）

    a. 单发或多发瘘

    b. 单个或多个的供血血管的瘘

    c. 不伴有动静脉分流的脑血管畸形

B. 海绵状血管畸形（海绵状血管瘤）（第4章）

C. 静脉畸形（第4章）

  1. 发育性静脉异常

  2. 静脉曲张（不伴有动静脉畸形或动静脉瘘）

D. 毛细血管畸形（毛细血管扩张）（第4章）

（资料引自 Chaloupk 和 Huddle 授权[22]）

二、定义、血管结构和病理

动静脉畸形是指一种动脉血流直接进入静脉循环，而中间缺乏毛细血管床分散较高动脉压的异常血管聚集（图3-1）。如表3-1所示，在其他类型的颅内血管畸形中并无这一动静脉分流[1,2]。动静脉畸形的形成可能发生在胚胎期血管形成阶段、胎儿期或出生后。

AVM 的血管壁是异常的[2,3]，小动脉缺乏平滑肌层，静脉易受到高压血流冲击，可能导致静脉血管壁弹性功能下降、纤维肌性增厚和血管破裂的风险增高（图3-1），通常动脉和静脉扩张并发展成区域性血管病变性狭窄。

动静脉分流的两种主要类型取决于是否局部有隐含的异常脑组织。

- 动静脉畸形（AVMs）由一团相互纠缠的小血管（丛蔓状）、伴有或不伴有单个或多个瘘（混合丛蔓状瘘）、神经胶质以及异常脑实质组成（图3-1 ~ 图3-3）。

- 动静脉瘘（AVF）是指单个或多个直接的动静脉连接通道，且不隐含异常脑组织（图3-1、图3-4）。

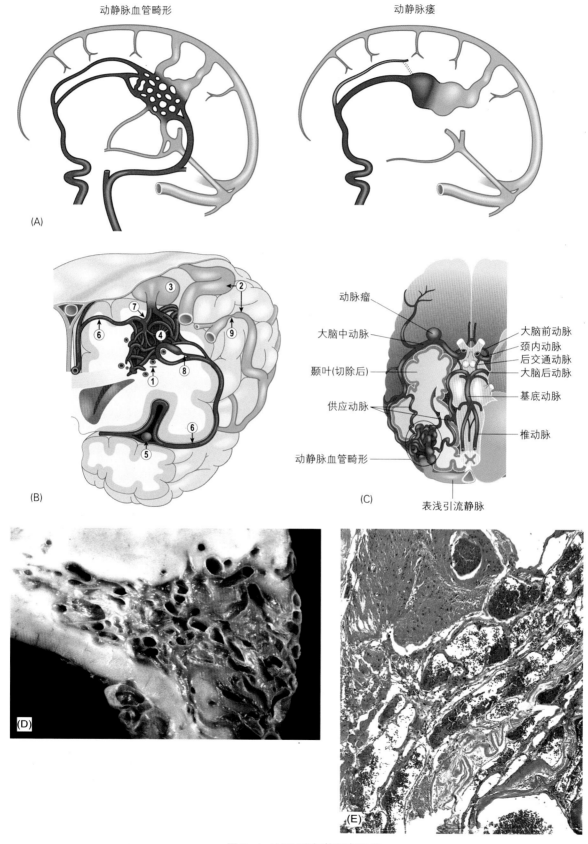

图 3-1 AVM 形态学和病理学

图 3-1 A 示：AVM（A，左）和大脑或软脑膜的 AVF（A，右）。AVM 由一根或多根供血动脉（红色）和一根或多根增粗的引流静脉（蓝色）组成，形成一个丛蔓状畸形血管团。AVF 由一个增粗动脉与一个扩张的皮质静脉直接相通组成。

AVM 共同的特征（B）：AVM 畸形血管团（整个红色血管团）①；扩张的皮质引流静脉②；静脉曲张③；畸形血管团内含有动脉瘤④；血流相关性的动脉瘤位于供血动脉上⑤；扩张的大脑前动脉和大脑中动脉分支⑥；动静脉瘘⑦；局部动脉狭窄致高血流量血管病变⑧；引流静脉血管性病变⑨。

图 C 示颞枕部 AVM（A 和 B 引自于 Osborn 等授权[1]；C 资料引自于 Friedlander 等授权[3]）。

AVM 的大体病理显示（D）：异常脑组织中蜂窝样相互缠结的血管（动脉和静脉）含有异常脑胶质细胞。显微病理学显示（E）：多个畸形的、不规则的、不同粗细的动脉和静脉的血管（HE 染色，40×）。

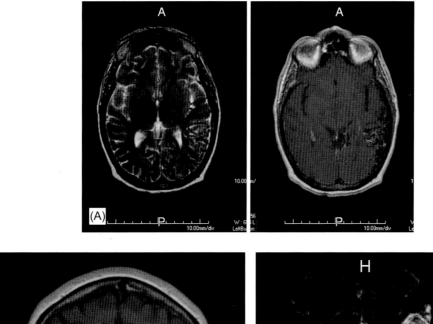

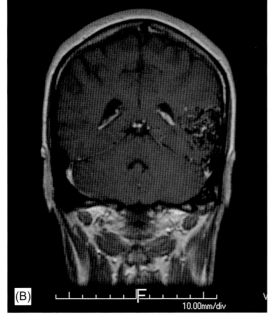

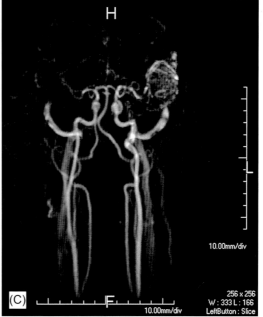

图 3-2　脑叶 AVM。这名患者有一个长期的复杂性、部分性癫痫发作史，伴有幻听及幻觉性发作。MRI 非增强的横断面图像（A）中显示出左侧颞枕部"包虫样"的典型表现，T₂ 加权像（A，左）和 T₁ 加权像（A，右），MRI 增强的冠状面图像（B）。最后，MRA 冠状面显示（C）：左侧大脑中动脉区域有一明显异常的血管影。

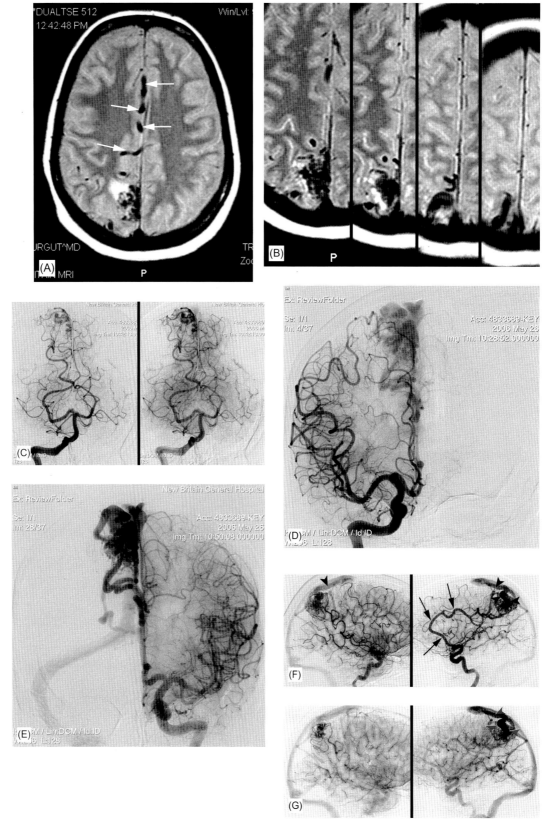

图 3-3

图 3-3 矢状窦旁 AVM。一名 55 岁女性因阵发头痛及左侧面部麻木行检查,最初的头颅 MRI 符合未破裂出血的 AVM。横断面快速自旋回波(spin echo)序列(A)显示:右侧矢状窦旁的后方区域一团扩大增粗缠绕的血管影,AVM 前方的血管流空提示粗大的供血动脉或引流静脉(如↑所示)。结合邻近横断面片显示(B):大量动脉在较低的层面,而后引流静脉在较高的层面比较显著。

右枕叶后方的 AVM 在传统 Townes 位血管造影中显示尤为明显,右侧椎动脉注射造影(C):早期阶段(左)和稍晚期阶段(右)均有早期静脉回流。右侧颈内动脉注射(D),动脉相中期、前后位显示从右侧大脑中动脉或大脑前动脉分支少量直接灌流入动静脉畸形。相反,左侧颈内动脉注射(E)、动脉相后期、前后位显示动静脉团大部分血液来自左侧半球性动脉供应。值得注意的是,大量静脉扩张发生在AVM 畸形血管团的上方和后方。

左右颈内动脉侧位片对比造影(F:动脉相中期, G:动脉相晚期),右颈内动脉(左)和左颈内动脉(右):可惊奇发现显著扩张的左侧大脑前动脉是动静脉畸形的主要血液供应来源(如 F 右↑所示),扩张的静脉直接回流到上矢状窦(如 F 右和 G 右箭头所示)。

Spetzler-Martin 级别评估是 2 分 =1(病灶位于功能区,尤其是右枕叶)+1(病灶直径 <3cm)+0(浅表静脉回流)。

AVM 和 AVF 进一步的分类取决于动静脉直通是发生在脑膜内(如硬脑膜 AVM/AVF)或在脑实质内(如软膜 AVM/AVF)。硬脑膜血管畸形疾病将在第五章介绍。

颅内的 AVM 中还有其他独特的解剖结构(图 3-1B)[1,2]:

- AVM 中 10% ～ 58% 发现有动脉瘤,动脉瘤可发生于供血动脉上任一位置,也可位于脑组织畸形血管团内(图 3-5;病例 1)。相比 AVM 内的其他结构,畸形血管团内的动脉瘤破裂风险更高,应在治疗开始时即先行栓塞[2-4]。

- AVM 的引流静脉常常是异常的:最常见的是静脉扩张,其他包括弯曲、返流(倒流)、静脉窦血栓形成(图 3-6)、阻塞和静脉瘤等(图 3-3、图 3-5;病例 1)。

- 供血动脉在供应 AVM 的同时,还供应邻近正常脑组织的血流,所以此"供血通道(en passage)",必须在治疗期间保持完好,降低缺血性脑卒中的风险。不规则狭窄提示:将伴随高流量血管病,这与烟雾(moyamoya)病相类似(图 3-7)。当然,通常情况下,供血动脉多是扩张的(图 3-3F)。

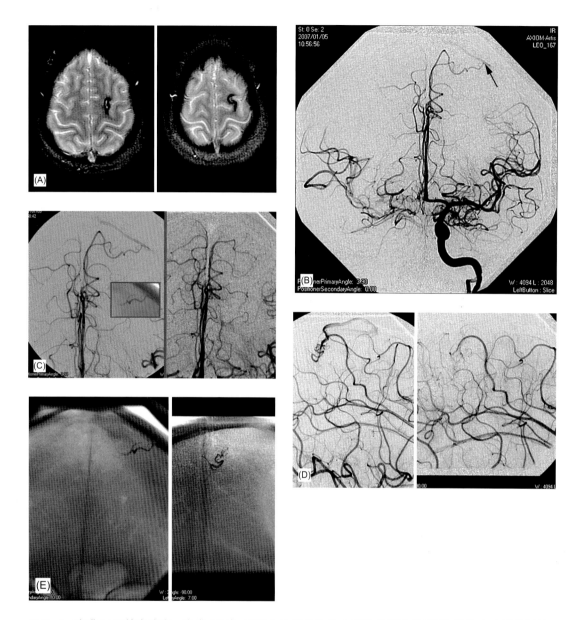

图 3-4　脑膜 AVF 栓塞治疗。患者 42 岁,表现为反复发作的右侧肢体部分性癫痫,发作由右手臂开始,随后蔓延到面部和右下肢。这种发作可用抗癫痫药物治疗。GE-MRI 轴位检查表明癫痫的原因是左侧额顶脑出血(A)。

　　常规脑血管造影(左侧 ICA 注射,B)显示:瘘作为早期的静脉充盈,其血液供应来自于左侧 ACA 胼缘分支的远端(如↑所示)。此动脉是这个小病灶的唯一供血动脉。这种单根血管瘘的栓塞仅用 0.2ml Onyx® 胶即可完成。后两组图像(C、D)分别显示病变治疗前(左图)、后(右图)的表现,分别为前后位(C)和侧位(D)的图像。红框内插图(C)显示在未减影的图像上显示已栓塞铸型的病灶。在图右侧图像(图 C,D)中:治疗后病变的引流静脉已经消失,最后,在前后位和侧位的未减影图像上显示栓塞材料(E)与颅骨的相对位置。此血管内介入治疗已治愈病灶并可有效预防再出血。

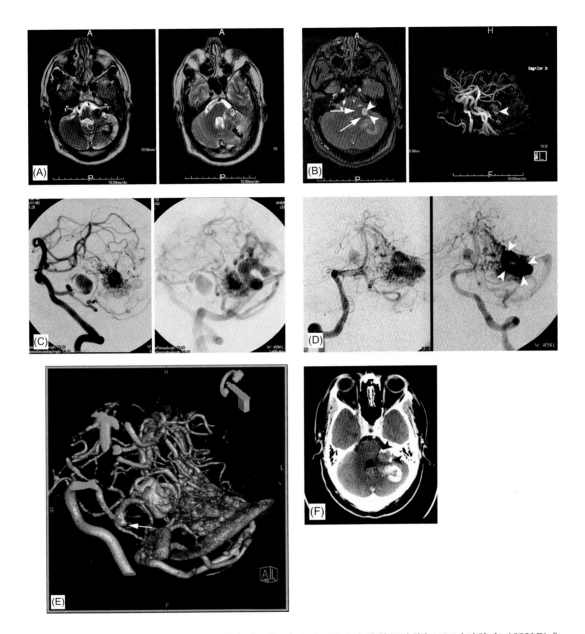

图 3-5　后颅窝 AVM 并发动脉瘤。T_2 加权序列（ A ）显示一巨大小脑前下动脉（ AICA ）动脉瘤对延髓形成占位效应。在 MRA 原始图像（ B, 左 ）显示部分血栓形成。在血液流入动脉瘤的明亮区域（如箭头所示）和动脉瘤外壁（如↑所示）间有一轮状灰色组织（血栓）。动脉瘤在头颅MRA 上（ B, 右 ）也可显示（如箭头所示）AVM 位于动脉瘤后方，可见一巨大引流静脉环绕大部分的左侧小脑半球。

　　常规血管造影分别从侧位（ C ）和前后位（ D ）显示病灶。侧位图像（ C ）显示为动脉晚期（左）和静脉期（右）；前后位图片（ D ）显示的是右、左椎动脉造影的动脉中、晚期。3 个主要能辨识的结构为巨大的 AICA 动脉瘤、丛蔓状的 AVM 畸形血管团和一根位于 AVM 稍后方、增粗扩张的静脉（如白色箭头所示）。血管造影的 3D 重建图像（ E ）显示了另一个直径 <4mm 的动脉瘤（如白色↑所示）沿左 AICA-PICA 主干指向 AVM 团。

　　该病灶经过多次栓塞治疗， CT 增强扫描（ F ）显示：经过第一次治疗后。首先，用 Onyx® 胶越过血栓形成的动脉瘤栓塞 AICA 蒂部，这样可以使进入 AVM 的血流减少 50%，使 AVM 团块缩小 25%。在邻近曲张静脉的前方可以发现一些高密度栓塞材料（如箭头所示）。

　　该病灶按 Spetzler - Martin 分级为 4 分 =1 （位于功能区，累及小脑脚）+2 （病灶大小；直径≥3cm ）+1 （深部静脉引流 ）。

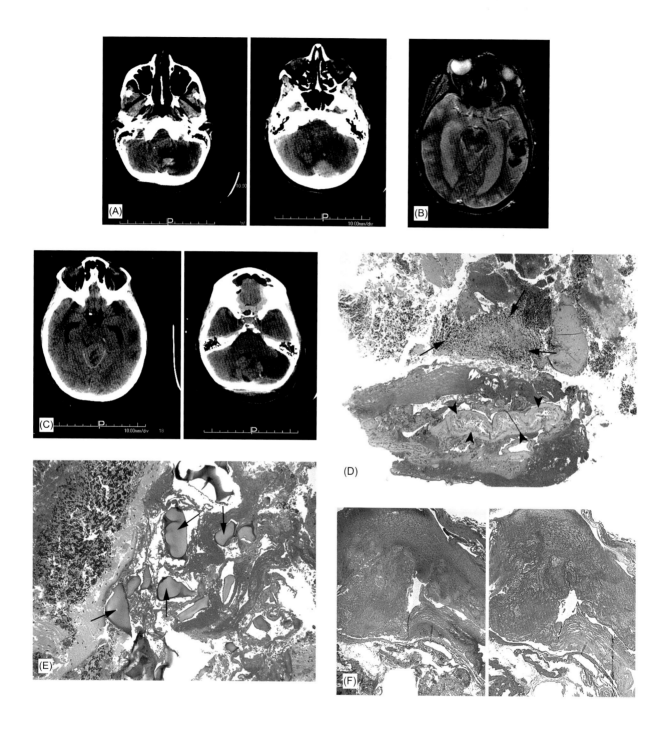

图 3-6　AVM 类似于静脉窦血栓形成。一名年轻女性表现为意识下降,病灶位于左侧颞叶和小脑半球,最初归因于毗邻横窦的静脉血栓形成。入院时 CT 扫描显示严重脑水肿、左侧小脑半球片状出血和基底池消失(A),GE-MRI (B)证实左颞叶有出血性病灶。由于左侧小脑半球肿瘤样占位效应致阻塞性脑积水;患者接受了急症开颅手术。首次 CT 扫描显示早期脑积水(C,左)及左侧小脑半球切除减压术后后颅窝图像(C,右)。

　　切除的部分组织显微病理学显示:小脑 AVM 伴出血;(D)异形的动脉壁(如箭头所示)位于小脑组织颗粒细胞(如↑所示)之下,出血(红细胞)位于图像底部(HE 染色 ,40×),(E)在图像左侧 1/3 的暗色细胞体为颗粒细胞层,伴出血和多个粉紫色染色的异物(如↑所示),似乎像是在手术操作中植入的 Gelfoam® 碎片(HE 染色 , 100×);HE 染色(左)和并列的弹性蛋白染色(右)低倍镜图像显示显著增厚的动脉壁(F)。通常弹性蛋白染色剂将弹性内膜层染成暗紫色;但此处动脉壁内几乎没有暗染色(病理由 Dean Uphoff 医师提供,与图 CS 2-3B 进行比较)。

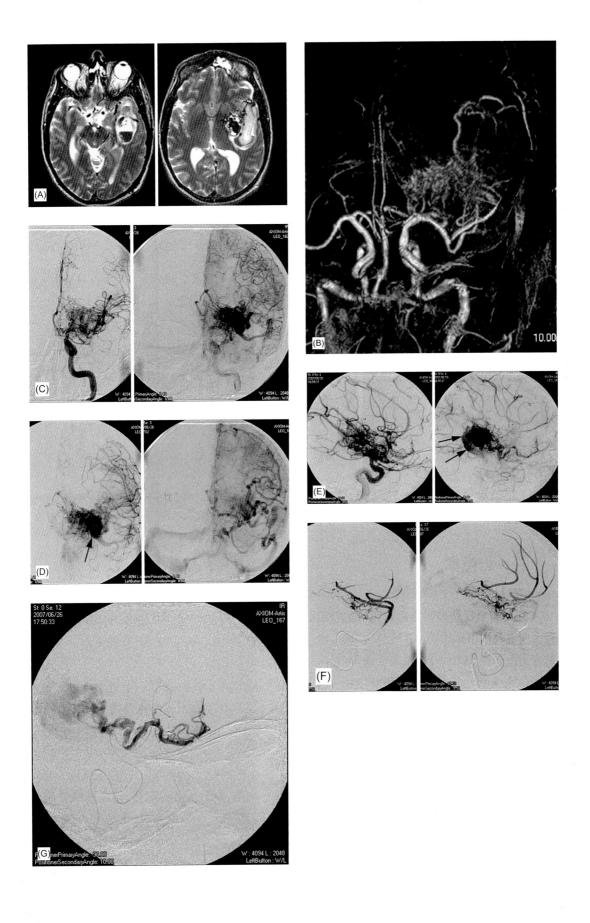

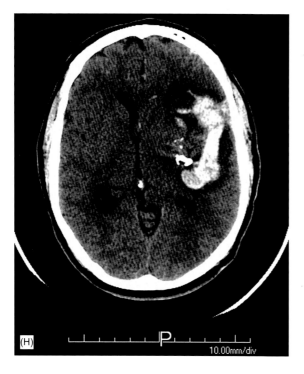

图 3-7 基底核深部 AVM。在另一家医院的 42 岁男性患者巨大的左侧皮层下出血，表现为表达性失语和右侧轻偏瘫。首次 MRI 检查提示：与出血相关的左基底节区巨大 AVM(A，快速自旋回波序列)。MRA 证实了左大脑半球深部高信号动脉团块(B)。

转院当天常规血管造影显示一巨大 AVM 位于岛叶皮质下和基底节区，主要由左侧 MCA 多个分支供血。图(C,D) 是左侧 ICA 造影正位片序列中的一部分，显示从动脉到静脉相，图 E 是侧位片。血管数目众多无法计数，形成致密巢状。既从表浅也从深部静脉系统回流，无明显的动脉瘤或局部血管扩张。可以发现直接紧邻 AVM 团的一个巨大扩张静脉湖(D，左；E，右)位于畸形团的后侧(如↑所示)，同时回流至表浅和深部静脉系统。

左 ACA 分支显微注射，侧位片(F)显示：一些小的额下支间接向病灶发出一些细小扭曲的动脉。AVM 的主要供应动脉起源于大量的扩张的豆纹动脉的和近端的大脑中动脉分支。注射 0.2ml NBCA 后，在减影图像(G)上显示这种物质铸型，但病灶大小和流量几乎没有减少。至少可以发现有 6 根单独的供应动脉，但这些血管太过细弱和扭曲而无法另外成功栓塞。没有血管有任何动脉瘤样扩张。

治疗后 CT 增强扫描(H)显示：出血和周围脑水肿，栓塞物质(如箭头所示)位于深部高密度影外侧的豆状核和内囊后肢区域。

按 Spetzler - Martin 评分对病灶分级，总分达 4 分，手术风险很高：1 分(功能区)+1 (深部和浅表静脉共同引流)+2 (畸形血管团大小 3 ~ 6cm)。该患者没有进行神经外科减压术，右下肢轻偏瘫恢复好于上肢。

三、自然史

（一）发病率和患病率

流行病学数据表明高达 0.1% 的美国人口(30 万)可能有 AVM。总体上说，颅内 AVM 数量占所有颅内出血比例 < 2 %[2,5]。第一次出血患者 AVM 检出率为：0.5/10 万成年人·年，先前有出血者为 0.9/10 万成年人·年[6,7]。

一个大型来自苏格兰的研究发现：AVM 发病年龄的中位数为 46 岁[6]。纽约岛 AVM 研究发现：有 20%AVM 患者确诊时，年龄小于 21 岁，其中 10 岁以下儿童患者占 8%[8]。约半数的儿童期脑卒中患者为出血性，且多源自于脑 AVM[9]。

（二）出血风险

很多流行病学研究表明：在颅内 AVM 患者的一生中，通常都会有症状，出血是最普遍事件[10]。然而，很多研究不是以普通人群为基础，存在选择偏倚。一般来说，未破裂 AVM 的年出血风险为 1.5% ~ 4.1%[3,11]。

AVM 的先期出血是未来出血最重要的预警[2,5]。远早于现代神经影像时代的研究，在经过超过 24 年的随访，报告有先期出血的患者年出血率为 18%，相比无先期出血的患者仅为

2%[12]。最近，一项对 622 例患者平均随访时间 2.3 年的前瞻性研究发现：曾经有出血病史患者保守治疗后每年出血的风险为：5.9%，而之前无出血史者为 1.3%[5]。

前瞻性研究同时也表明在最初出血后一年里再出血概率显著增高[13]。综合这些研究得出结论：出血后第一年中有 6% 的再出血风险[3]。因此，AVM 出血患者的最佳治疗时机是一旦患者病情稳定就应及时治疗。

通过长期随访研究发现，对有先期出血的特定 AVM 患者出血风险通常可以通过以下公式非正式预测：{100 −（85 − 实际年龄）} = 再出血的可能性 %[12]。

例如，一名 25 岁的已出血大脑 AVM 患者（例如，病例研究 2），未来有 40%{100−（85−25）%} 的再出血风险。

具有以下特征的患者可能增加自发性出血机会[3,4,11]：

- 小的 AVM；
- 位置深在（即：基底核、内囊、丘脑和胼胝体）；
- 深部静脉引流；
- 伴有动脉瘤；动脉瘤越大，风险越高；
- 颅内压增高。

最近的研究证实有 3 个特征可以分别预测出血风险：有出血史、深部静脉引流和病灶位置深在[5]。如果不考虑另外 2 个因素（即：深部静脉引流和深部的病灶位置）未破裂和有破裂出血的 AVM 人群，回顾性随访年出血风险分别为 1% 和 5%；如果另加入其中一个因素分别为 3% 和 11% ~ 15%；如果考虑所有因素则分别为 8% 和 35%。

四、临床表现[2,3]

- 在 AVM 中，脑内出血是最常引发的症状（30% ~ 82%）（图 3-7；病例 1 和 2）。
- 临床功能缺损取决于 AVM 的部位。例如，枕部 AVM 可以引起视觉性癫痫发作，类似偏头痛先兆（病例研究 3）[14]。
- 非出血所致的癫痫也是常见的初始症状（16% ~ 53%）。当然，皮层周围组织的出血也可引发癫痫。
- 有 7% ~ 48% 的患者有头痛症状，但并非单一或特征性表现（病例 4）。
- 与出血无关的局灶性缺损症状不常见，尽管推测盗血现象（从正常供血血管分流至 AVM 团块内）、静脉压增高和占位效应均可能引起临床症状。

五、诊断

MRI 增强对诊断颅内 AVM 典型的"蠕虫袋样"（bag of worms）表现十分敏感（图 3-2、图 3-3、图 3-5），但是不能明确分辨在畸形团内动静脉的复杂解剖。此外，MRI 不能发现小的、基于脑膜或脑实质的病灶，特别是涉及少量或无异常脑组织的 AVF（图 3-4、图 CS-4）。尽管非增强头颅 CT 扫描在鉴别 AVMs 上远不如 MRI 敏感，但是增强 CT 扫描有助于显示复杂的潜在病灶（图 3-8；图 CS 1-1A），而且 CTA 能显示一些大血管的解剖（图 3-9D、图 3-9E; 图 CS 1-1B、C 和图 4-1B）。

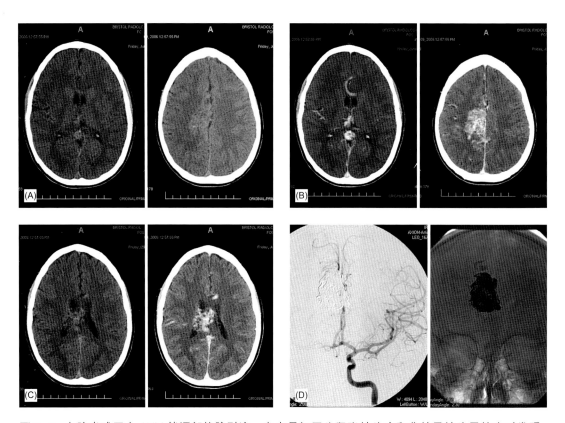

图 3-8　大脑半球巨大 AVM 伴深部静脉引流。患者最初因为紧张性头痛和非特异性头晕检查时发现。CT 扫描显示一大脑半球中线部位病灶,主要累及右侧矢状窦旁区域,非增强(A 和 C,左)和增强(B 和 C,右)扫描之间对比明显。

　　用 NBCA 和 Onyx® 胶栓塞额部 AVM 后行常规脑血管造影(D),左侧 ICA 造影在前后位减影图像上显示团块(D,左)以及未减影图像上栓塞后的团块(D,右)。虽然病灶骑跨中线,但是从增强 CT 来看,团块的大部分仍位于右侧大脑半球内。

　　只有常规脑血管造影才能充分地显示 AVM 的血流动力学及其组成(如图 3-3 ～ 图 3-5、图 3-7、图 3-8,病例 1,3 和 4)。

- 选择性脑血管造影能显示供应动脉、病灶累及的整个动脉范围、畸形团块、引流静脉和整个大脑的静脉回流系统。
- 超选择性(微导管)血管造影能显示出供血动脉远段、动脉与团块连接处、畸形团的血管结构和引流静脉近端的情况(如狭窄、出口梗阻、扩张和血管曲张)。微导管血管造影也能评估动脉高压或静脉回流障碍[1]。

六、治疗

　　颅内 AVM 是独特的病变,需要个体化治疗。治疗方式的决定必须考虑:患者年龄、病变的形态和部位,是否合并动脉瘤,静脉回流方式以及先前有无出血史[3,15,16]。

　　对 AVM 而言,病变位置是决定最安全治疗策略关键因素:

- 周围的、浅表的皮层 AVM 通常通过浅表皮层静脉引流,最容易行切除或栓塞治疗(病例 3 和 4)。
- 较深的、非皮层的大脑半球病灶通常呈楔形位于脑室周围或边缘带区域,有可能出血破入脑室系统导致脑积水(病例 2)。

- 深部 AVM 可以同时有浅表和深部动脉供应,而且常有深部静脉引流,导致神经外科治疗风险较高(图 3-7)。例如,位于基底核、脑干和丘脑的病变典型的是由发自 Willis 环小而深的豆纹与丘纹穿支动脉供应。

治疗模式包括 3 类:血管神经外科、血管内介入神经外科和放射外科。

(一) 血管神经外科

外科手术目的为结扎供应动脉,阻断引流静脉,切除畸形血管团,合并动脉瘤时,一并夹闭。(图 3-6; 病例 1 和 3)[2]。必须注意保护相邻正常脑组织的血液供应。在选择性手术中,功能性 MRI 神经影像、Wada 试验和术中检查(如电生理皮层定位和脑血管造影)对识别术中必须被保留的、邻近 AVM 的功能区脑组织非常重要。在急症减压手术清除相关血肿时,进入血肿凝块的通道同时提供了可以切除潜在血管畸形的手术入路(图 2-12, 图 3-6, 病例 2)。

Spetzler-Martin 分级量表(表 3-2)常被用于评估颅内 AVM 手术的风险[17]。评分较低(1 ~ 3 分)患者相关并发症(永久性瘫痪,失语和或偏盲)的围术期风险(0 ~ 15%)较高分患者(4 ~ 5 分)低[3]。美国脑卒中协会指南推荐对 Spetzler-Martin 分级 1 分和 2 分的病变可考虑手术[16]。对评分 3 分的患者手术前是否推荐栓塞治疗尚存在争议。高分(>3 分)的患者可用血管内和(或)放射外科方法替代,或不予行治疗(采用保守治疗)[3,16]。

(二) 血管内介入神经外科

血管内或神经介入的方法多被常用于神经外科切除术前,可阻断血供,有效减小病灶体积[2,15]。减少流入 AVM 的血流,尤其是来自深部供应动脉的血流,可以减少神经外科手术相关风险[3]。这种栓塞后切除 AVM 的阶段治疗过程可以取得很好的结果(例如,在一项 101 例的病例研究中,有 9% 的永久性功能缺损和 4% 的死亡率)[18]。导管能输注诸如致栓线圈、硬化剂、速凝胶和其他如 NBCA 和 Onyx® 胶等液体栓塞物以及永久性球囊等各种栓塞介质(图 3-7、图 3-9、图 3-10; 病例 1 和 4),同时也能输入"短效麻醉剂"临时阻断以判断阻断局部动脉血供对功能的影响。

AVM 伴发动脉瘤可能是神经外科术后水肿消退后再出血的原因,常用

表 3-2 Spetzler-Martin 评分评估 AVM 患者手术风险[17]

A. 大小	
小(最大直径 <3cm)	1
中(3 ~ 6cm)	2
大(>6cm)	3

B. 部位	
非功能区	0
感觉运动区、语言区或视觉皮层、	1
下丘脑或丘脑、内囊、脑干、小脑脚或小脑核团	

C. 静脉引流方式	
仅浅表静脉	0
任意深部静脉	1

4 ~ 5 分(总分数)患者术后神经功能缺损风险最高(20%),相对 1、2 或 3 分的则较低(<3%)。

的血管内治疗方法是弹簧圈栓塞[3]。有代表性的建议是在栓塞或手术治疗 AVM 前先治疗较大的动脉瘤(如直径 >7mm 动脉瘤,图 3-5;病例 1)[3]。

血管内栓塞也常用于小的或外科手术不能达到的深部软脑膜或硬膜 AVF。在一些病例中,栓塞治疗可达到痊愈,不需要再进行神经外科手术治疗 (图 3-4,病例 4;参照第一章,病例 4 和第 5 章,图 5-1 ~ 图 5-4)。

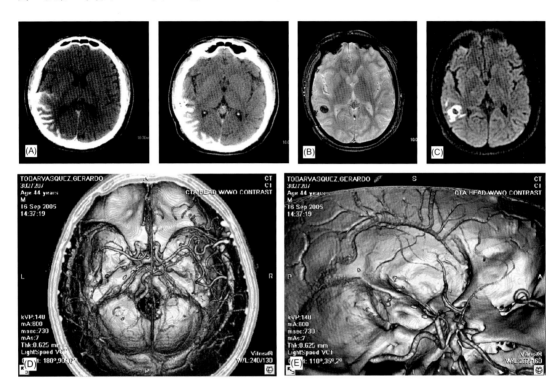

图 3-9 造影剂外溢。该患者在右侧中动脉区有一软脑膜硬膜 AVM,非增强 CT 扫描(A)发现血管内治疗过程中的造影剂外溢。2 天后, GE-MRI 序列检查(B)在右侧颞叶后部发现一个 1cm 的血肿,弥散加权(DW-MRI)上显示血肿被直径 ≤ 3cm 的弥散受限区所包绕(C)。数月前的 CTA 显示右侧颞叶和外侧裂区域血管扩张,提示 AVM 可能,注意图像左侧和右侧是相反的(D)。从内部视角看右侧大脑半球凸面的周围颅底(E),骨性凹痕表明有多个明显的静脉通道,这是 AVM 的一部分。

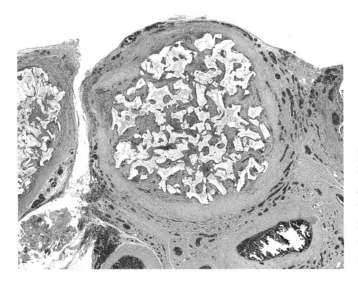

图 3-10 栓塞材料显微病理。这张经先期栓塞治疗后再手术切除的 AVM 显微病理显示两根小动脉的横切面,一根在图片中央,另一根在其左侧。两根动脉腔内充满了一种血管内治疗时置入的结晶样物质(HE 染色,100×)。

（三）放射外科学

使用伽玛刀、质子束或者直线加速器来缩小和根除 AVM。病灶的尺寸大小与放射疗法的成功系数呈反比关系。直径 >3cm 的病灶是很难单独使用放射外科手术彻底根除[2]。如病灶较小且位于功能区,采用神经外科手术则易导致其永久性神经功能缺失,则该方法成为首选方案[3]。利用放射外科手术治疗 AVM 的机制主要包括:(1)3 年内血管(内皮层)进行性增厚,减轻血管壁承受的压力。(2)局部血管放射后部分或全部血栓形成。(3)内皮增厚后,血管闭塞的可能性与其淤滞程度有关[2]。

放射外科手术后直径 <3cm 的 AVM 通过血管性治愈(根治)者为 80%~90%[2,3,20]。但是采用这种方案,通常需要 1～3 年才能完全治愈 AVM[3]。一份包含 500 例大脑 AVM 并用伽玛刀治疗患者的大型前瞻性队列研究报告[20]:不管是在潜伏期(放疗后短期内),还是在血管性治愈后,AVM 再次出血率都比较低。虽然放射外科手术无创,但可对邻近脑组织造成放射性损伤,包括癫痫、出血、放射性脑坏死(伴认知性后遗症)、进行性脑水肿以及静脉性淤血[3]。

目前暂无直接比较 AVM 3 种治疗疗法的临床试验,预后的数据主要来自临床病例报道。推荐患者到具有神经血管治疗规范、能提供所有治疗模式的医学中心进行治疗。AVM 治疗的终极目标是完全根除,因为部分切除并不能避免其发生再次破裂出血[3,4,20]。

七、预后

AVM 脑出血的预后非常明确。每次出血,出现新的神经系统病残为 20%～30%,死亡率 10%～30%[6,11,12]。相比其他脑内出血,如原发性 ICH 或 SAH,AVM 相关脑出血的预后稍好。AVM 仅引起单纯的脑室出血或 SAH,预后往往优于 AVM 引起脑实质内的出血[2]。

预防再次出血是治疗 AVM 的主要目标,同时,若可根除或减少癫痫亦被认为是令人欣喜的结果。3 年随访 65 个接受过立体定向放射外科手术的患者,其中 51% 不再有癫痫发作[21]。

病例讨论
病例 1　脑叶性 AVM,表现为颅内动脉瘤破裂

患者,女,51 岁。临床症状表现为 SAH,诊断前交通动脉瘤(A-Comm)伴右额颞叶 AVM。

最初的神经影像学资料(图 CS 1-1)
发病初期的 CT 扫描摄片(图 CS 1-1A)示:双侧外侧裂 SAH,伴弥漫性脑水肿(左图)。这个病例提示:在静脉注射造影剂之前,额叶病灶极大地被隐藏了(右图)。CTA 冠状面(图 CS 1-1B)以及横断面(图 CS 1-1C,如白色↑所示)均显示前交通动脉瘤,大小为 8mm×9mm×6mm;同时,在颞叶发现一增粗的引流静脉(如↑所示)。

动脉瘤治疗(图 CS 1-2)
治疗前交通动脉瘤,首先采用 5 个总长度为 10 cm 的 HydroSoft 弹簧圈进行血管内栓塞治疗。从未减影的侧位片中可见被完全填塞的动脉瘤。

脑血管造影术(图 CS 1-3)

栓塞 AVM 前,颈内动脉(ICA)中注射造影剂,前后位摄片,左侧(图 CS 1-3A,右)与右侧(图 CS 1-3A,左)进行比较。这个盖周 AVM,主要供应动脉为右侧大脑中动脉(MCA)的分支。侧位片中可见一大型引流静脉系统(图 CS 1-3B),向上直接回流至上矢状窦。

血管内治疗(图 CS 1-4)

从主要供应动脉开始,用 Onyx® 液体栓塞剂血管内介入进一步治疗 AVM。 共向血管团内注射了 7ml Onyx®。治疗早期和后期前后对比(图 CS 1-4A ~ C),左图为未减影,右图为减影图像,可以观察到液体栓塞剂逐渐栓塞畸形血管团。前 2 组前后位图片(图 CS 1-4A,B):注意注射的栓塞剂位于眶上缘。第 3 组图片是侧位片(图 CS 1-4C)。AVM 中将近 80% 的血流是被血管内介入治疗所阻断。

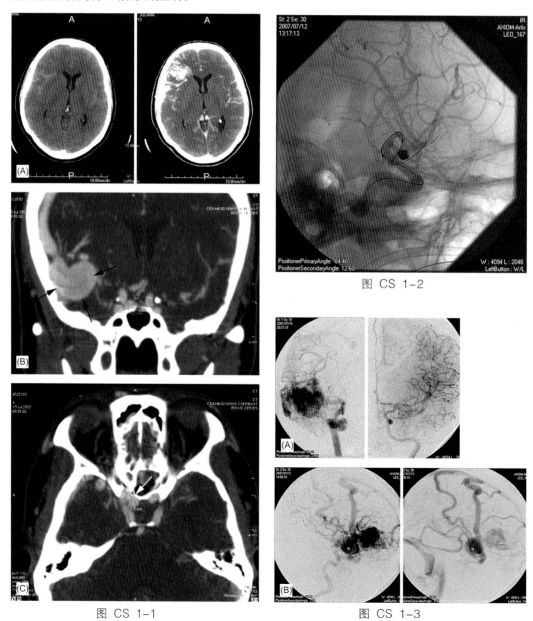

图 CS 1-1

图 CS 1-2

图 CS 1-3

神经外科学

患者于第 2 天接受了神经外科手术切除 AVM。术后数天复查 CT 片中可见（图 CS 1-5）：中线位置动脉瘤内高密度弹簧圈影（如↑所示），AVM 区域中高密度栓塞材料（如箭头所示），右侧额颞部开颅术及术后颅外的肿胀。

显微病理学

切除的脑组织用弹性蛋白染色（低倍，40×；图 CS 1-6A 和高倍，100×；图 CS 1-6B）和 HE 染色（40×；图 CS 1-6C），所有病理图片中均可见动脉管腔中呈黑色网状结构的栓塞材料 Onyx®（由 Dean Uphoff 医师提供）。

评 论

多学科综合治疗是治疗 AVM 破裂出血的经典模式。首先，为防止再次发生 SAH，对于具有最高风险的部分（频繁破裂的颅内动脉瘤）采用血管内介入治疗，随后，栓塞 AVM 供血动脉，使之去血管化。一段时间间隔后，择期进行外科手术切除。之后的常规血管造影术（图中未显示）中可见，AVM 已完全治愈，无畸形血管团残留，正常血管结构显影良好。

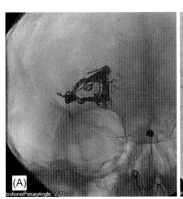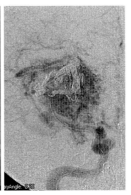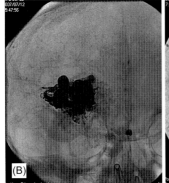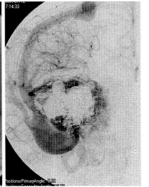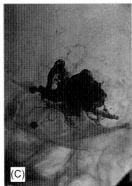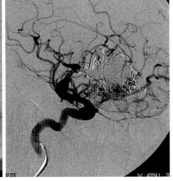

图 CS 1-4

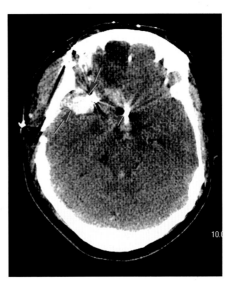

图 CS 1-5

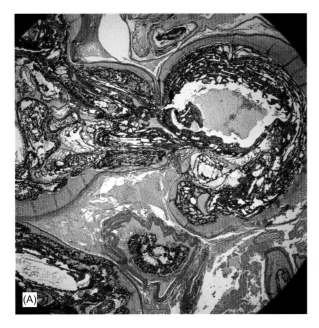

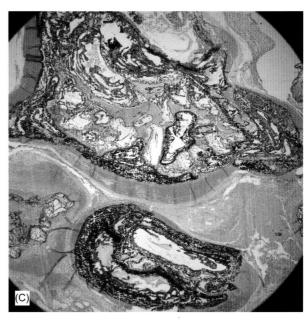

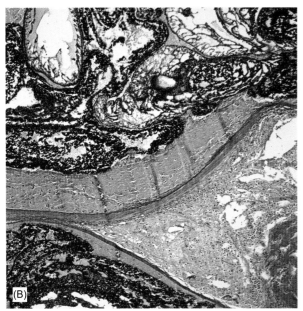

图 CS 1-6

病例 2　AVM 致脑叶性出血

患者，女性，25 岁。因脑内出血并破入脑室而致严重神经系统功能缺失：意识水平下降，严重失语，右侧轻偏瘫。入院后头颅 CT（图 CS 2-1）可见病灶，左图为增强，右图平扫。

神经外科学

患者入院后，即行急症开颅术，术后检查如下图所示：图 CS 2-2A 左为术后第 4 天的头颅平扫片，图 CS 2-2A 右则为术后第 9 天的复查片，其中右侧额叶白质内高密度影为脑室外引流管；图 CS 2-2B 为术后第 17 天的 MRI 增强，T_2 加权相横断面。出血后 10 周的复查摄片（图 CS 2-2C）可见最终软化脑组织的面积较小，侧脑室轻度增大。

显微病理学（图 CS 2-3）

高倍镜（×100）下，HE 染色（图 CS 2-3A）和弹性蛋白染色（图 CS 2-3B）显示：严重增厚的动脉血管壁。在正常情况下，弹性蛋白染色后，内弹性膜呈深紫色。而此内弹性膜有多处异常断裂（如箭头所示）。（病理图片由 Dean Uphoff 医师提供）

预　后

　　随访的血管造影(图中未显示)提示：AVM被彻底根除。患者奇迹般地康复，4个月后仅表现为轻度唤词困难，一年后则几乎无神经功能缺损。目前患者有部分性癫痫发作，使用抗惊厥类药物左乙拉西坦来控制症状。

评　论

　　半球性AVM的出血通常会从室周向周围呈辐射状扩散。但怀疑有AVM潜在可能的患者入院时CT检查通常只能显示出脑出血。由于急症治疗最重要是开颅清除血肿，往往没有机会行术前脑血管造影术。值得庆幸的是，术后血管造影没有发现大型血管性病灶的残留，仅行神经外科手术，治疗有效。

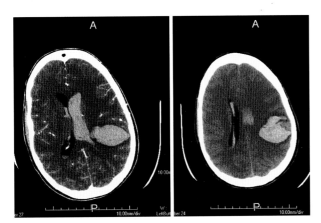

图CS 2-1

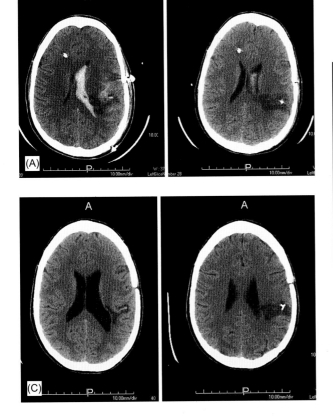

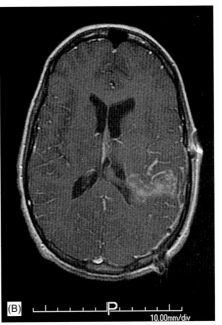

图CS 2-2

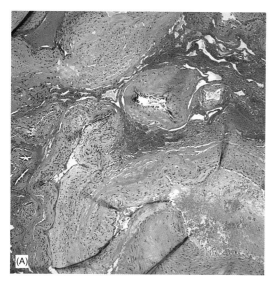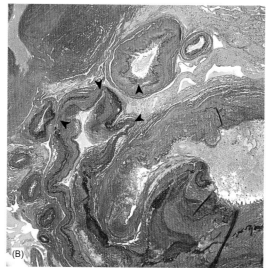

图 CS 2-3

病例 3　枕叶 AVM 致视觉性癫痫

患者,大学生,20 岁。部分性、视觉性癫痫入院(据她主诉,可见色彩斑斓的类蝴蝶样视觉幻象,诊断为枕叶 AVM (图 CS 3-1)。最初的 MRI (图 CS 3-1A) 显示右枕叶病灶(左图为横断面,右图为矢状面),主要累及距状裂上唇,此为初级视皮层的一部分。常规血管造影(图 CS 3-1B)的中期动脉相中显示:这个后部皮质的 AVM 主要由增粗的右侧大脑后动脉(PCA)供应(如箭头所示)。在动脉相后期的图片(图 CS 3-1C)上,已用紫色记号笔在 X 线片上直接标示了早期的静脉扩张及引流静脉。

治疗过程(图 CS 3-2)

血管内介入治疗栓塞了部分病灶(图中未显示),随后神经外科绘制出大脑的三维立体图像(图 CS 3-2A),且在不同方位层面独立地显示出 AVM 的结构。术中图片(图 CS 3-2B)显示在枕顶部手术野,暴露于浅表的病灶,呈异常增粗的灰棕色血管,这是先前栓塞后的表现。图 CS 3-2C 显示的为术后的手术野。图 CS 3-2D 显示的是置于培养皿中、经切除的标本。

预　后

术后数年,患者仍然需要抗癫痫治疗以控制其视觉性癫痫,但使用一种药物即能有效控制症状。其视野左下象限依然留有视野缺损。

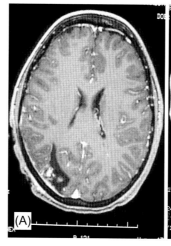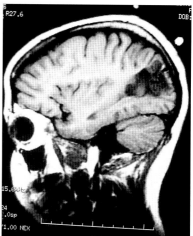

图 CS 3-1

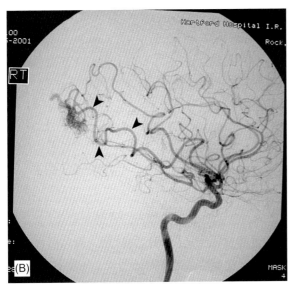
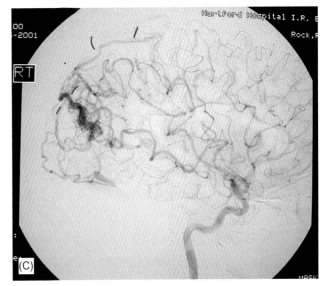

图 CS 3-1（续）

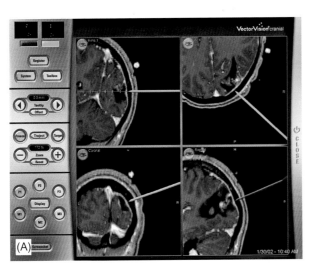
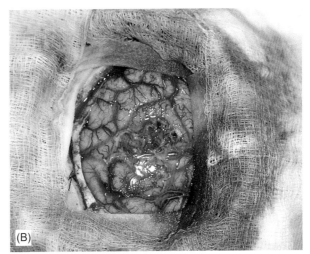
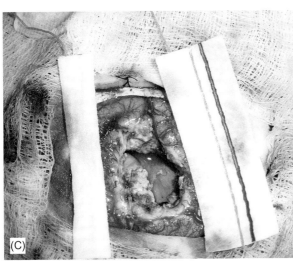
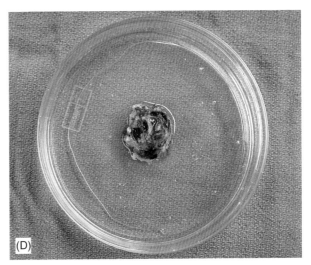

图 CS 3-2

病例 4 由 PCA 和 MCA 供应的微 AVF

患者,男,27 岁。平素体健,提重物时发生偏盲伴头痛。行瓦尔萨瓦(Valsalva)动作时能明确诱发。入院时的头颅增强 CT(图 CS 4-1)中可见枕叶小出血灶,伴周围轻度水肿(图 CS 4-1A)。CTA 的矢状位(图 CS 4-1B)上清楚可见:枕叶后部有一呈橘黄色的出血灶(如↑所示)。但此病例单从 CTA 中并不能明确显示该区域的供应动脉和静脉回流。

血管造影术(图 CS 4-2)

常规的血管造影片(图中未显示)不能明确显示造成此次出血的责任血管,但发病几天后能明确诊断。发病 5 周后,第 2 次血管造影:左椎动脉注射造影剂(汤氏位,图 CS 4-2A)显示:左枕极有一异常动静脉分流,左 PCA 为供应动脉,通过 AVF 流入邻近的皮层静脉(如箭头所示)。造影剂注入后,从动脉相中期(左侧远端)至静脉相早期(右侧远端)的一系列图片均可见:早期的静脉充盈回流至皮层静脉,随后上升超过枕骨隆凸最终回流进入上矢状窦,但未见散在 AVM 畸形血管团。

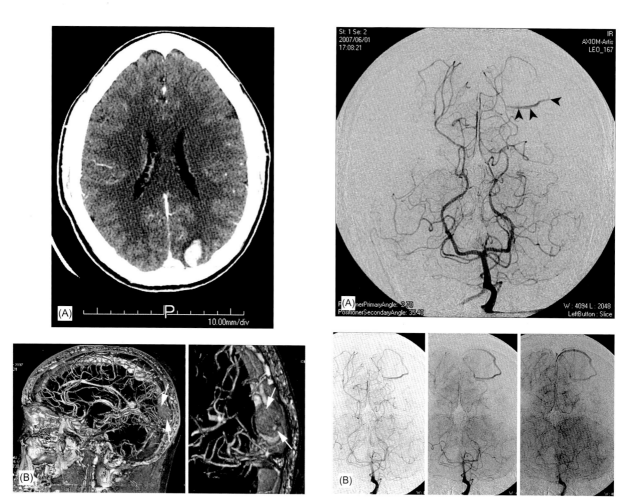

图 CS 4-1　　　　　　　　　　　　　图 CS 4-2

治 疗（图 CS 4-3）

第 3 次造影片中，已使用 NBCA 将左侧 PCA 分支栓塞（图中未显示）。左侧 ICA 注射造影剂（侧位片，图 CS 4-3A），可清晰见到：MCA 远端小分支是瘘管的位置（如↑所示）。通过微血管注射的前后两张摄片（图 CS 4-3B）中可见：早期的静脉充盈回流注入皮层静脉（如↑所示）；导管头端已被标示（如箭头所示）。此 MCA 分支亦使用 NBCA 栓塞。

预 后

对其 PCA 供应动脉进行栓塞后，患者的右侧视野缺损症状立即出现了轻微加重。急症 MRI 检查发现一小型急性脑缺血病灶，即在弥散加权序列显示有一弥散受限的区域（图 CS 4-4）。术后使用奥卡西平控制复杂性、部分性癫痫，患者尚有部分右侧视野偏盲。

评 论

最初的血管造影很可能因为局部脑出血的占位效应而不能明确诊断颅内血管畸形。这种病灶在常规的血管造影片中并不表现为异常的畸形血管团，而是软脑膜或脑实质的动静脉瘘。对两条主要供应动脉（源于 MCA 和 PCA 分支）进行栓塞可有效治愈病灶，而使其不再出血。由于超选择导管置入、栓塞 PCA 分支上的病灶，造成枕部脑缺血性脑卒中的并发症。但残留部分视野缺失的后遗症并不会影响患者安全驾驶。

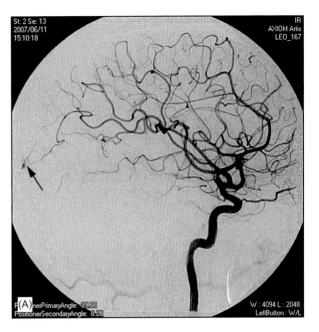

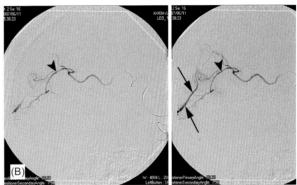

图 CS 4-3

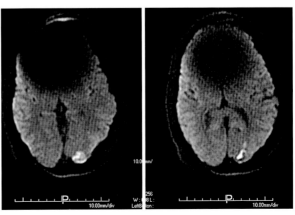

图 CS 4-4

参考文献

1. Osborn A. Vascular malformations. In: *Diagnostic Cerebral Angiography*, 2nd edn. Philadelphia, PA: Lippincott Williams & Wilkins; 1999: 277–312.
2. The Arteriovenous Malformation Study Group. Arteriovenous malformations of the brain in adults. *N Engl J Med*, 1999; 340: 1812–1818.
3. Friedlander R. Arteriovenous malformations of the brain. *N Engl J Med*, 2007; 356: 2704–2712.
4. da Costa L, Wallace C, ter Brugge KG, O'Kelly C, Willinsky RA, Tymianski M. The natural history and predictive features of hemorrhage from brain arteriovenous malformations. *Stroke*, 2009; 40: 100–105.
5. Stapf C, Mast H, Sciacca RR, et al. Predictors of hemorrhage in patients with untreated brain arteriovenous malformation. *Neurology*, 2006; 66: 1350–1355.
6. Al-Shahi R, Bhattacharya J, Currie D, *et al*. Prospective, population-based detection of intracranial vascular malformations in adults: the Scottish Intracranial Vascular Malformation Study [SIVMS]. *Stroke*, 2003; 34: 1163–1169.
7. Mast H, Young W, Koennecke H, *et al*. Risk of spontaneous haemorrhage after diagnosis of cerebral arteriovenous malformation. *Lancet* 1997; 350: 1065–1068.
8. Stapf C, Kham A, Sciacca R, *et al*. Effect of age on clinical and morphological characteristics in patients with brain arteriovenous malformation. *Stroke*, 2003; 34: 2664–2669.
9. Fullerton H, Achrol A, Johnston S, *et al*. Long-term hemorrhage risk in children versus adults with brain arteriovenous malformations. *Stroke* 2005; 36: 2099–2104.
10. ApSimon H, Reef H, Phadke R, Popuvic E. A population-based study of brain arteriovenous malformation: long-term treatment outcomes. *Stroke*, 2002; 33: 2794–2800.
11. Cockroft K. Unruptured cerebral arteriovenous malformations: to treat or not to treat [Editorial]. *Stroke*, 2006; 37: 1148–1149.
12. Ondra S, Troupp H, George E, Schwab K. The natural history of symptomatic arteriovenous malformations of the brain: a 24-year follow-up assessment. *J Neurosurg*, 1990; 73: 387–391.`
13. Halim A, Johnston S, Singh V, *et al*. Longitudinal risk of intracranial hemorrhage in patients with arteriovenous malformation of the brain within a defined population. *Stroke*、 2004; 35: 1697–1702.
14. Kupersmith M, Berenstein A, Nelson P, ApSimon H, Setton A. Visual symptoms with dural arteriovenous malformations draining into occipital veins. *Neurology*, 1999; 52: 156–162.
15. Pelz D, Andersson T, Soderman M, Lylyk P, Negoro M. Advances in interventional neuroradiology, 2005. *Stroke* 2006; 37: 309–311.
16. Ogilvy C, Stieg P, Awad I, *et al*. Recommendations for the management of intracranial arteriovenous malformations: American Stroke Association. *Stroke*, 2001; 32: 1458–1471.
17. Spetzler R, Martin N. A proposed grading system for arteriovenous malformations. *J Neurosurg*, 1986; 65: 476–483.
18. Vinuela F, Dion J, Duckwiler G, *et al*. Combined endovascular embolization and surgery in the management of cerebral arteriovenous malformations: experience with 101 cases. *J Neurosurg*, 1991; 75: 856–864.
19. Weber W, Kis B, Siekmann R, Kuehne D. Endovascular treatment of intracranial arteriovenous malformations with Onyx : technical aspects. *AJNR*, 2007; 28: 371–377.
20. Maruyama K, Kawahara N, Shin M, *et al*. The risk of hemorrhage after radiosurgery for cerebral arteriovenous malformations. *N Engl J Med*, 2005; 352: 146–153.
21. Schauble B, Cascino G, Pollock B, *et al*. Seizure outcomes after stereotactic radiosurgery for cerebral arteriovenous malformations. *Neurology*, 2004; 63: 638–637.
22. Chaloupka J, Huddle D. Classification of vascular malformations of the central nervous system. Neuroimaging *Clin North Am*, 1998; 8: 295–321.

延伸阅读

1. Chaloupka J, Huddle D. Classification of vascular malformations of the central nervous system. *Neuroimaging Clin North Am*, 1998; 8: 295–321.
2. Friedlander R. Arteriovenous malformations of the brain. *N Engl J Med*, 2007; 356: 2704–2712.
3. Ogilvy C, Stieg P, Awad I, *et al*. Recommendations for the management of intracranial arteriovenous malforma-

tions:American Stroke Association. *Stroke* 2001; 32: 1458–1471.

4. Osborn A. Vascular malformations. In: *Diagnostic Cerebral Angiography,* 2nd edn. Philadelphia, PA: Lippincott Williams & Wilkins; 1999: 277–312.

5. The Arteriovenous Malformation Study Group. Arteriovenous malformations of the brain in adults. *N Engl J Med,* 1999; 340: 1812–1818.

6. The ARUBA Study [http://clinicaltrials.gov/ct/show/NCT00389181] The goal of this randomized controlled trial is to determine if the long-term outcomes of patients who receive medical management for symptoms [e.g., headache, seizures] associated with an unruptured brain AVM are superior to those who receive medical management and invasive treatment to eradicate the AVM. Assessment of incident hemorrhage risk and the identification of risk factors for hemorrhage from AVM are other components of this important trial.

为患者提供资源的机构和网站

The Aneurysm and AVM Foundation [www.aneurysmfoundation.org/resources.html]

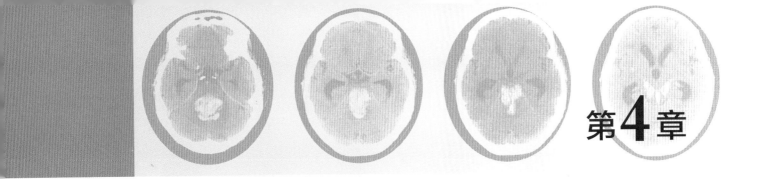

第4章

其他血管畸形

一、简介

本章主要回顾其他小的血管畸形：海绵状血管畸形（CM）、发育性静脉异常（DVA）以及毛细血管扩张症。相比动静脉畸形（AVM），这些病变症状更少，发病率更低。

二、海绵状血管畸形

海绵状血管畸形，亦称脑海绵状血管瘤或血管瘤，属于良性错构瘤——由单层内皮组织构成的血窦样结构呈分叶状排列，其间由胶原基质包绕分隔（图4-1）[1]。CM内缺乏平滑肌与弹力纤维等成熟血管壁组织，窦间不含正常脑组织。其中也包括各种其他物质：胆固醇结晶、钙化、骨质、玻璃样组织、血栓以及充血的囊肿（见病例1）。

将近80%的CM位于幕上（图4-2），脑桥是后颅窝病变中最常见的发生部位（图4-3）。多发的海绵状血管瘤提示可能存在遗传因素，因为超过75%的家族性病例会有多发的病灶（图4-4，图4-5）[1]。

（一）流行病学与自然病史

普通人群中的海绵状血管瘤发生率为0.1%~0.7%[2,3]。由于典型的微小病变所致的出血往往呈亚临床症状，所以自然病史通常较隐匿，临床症状可表现为癫痫等，影像学可表现为出血或未出血（见病例1）。

CM临床症状与影像学表现复杂多样，同样CM出血的报告准则也差异很大，这催生了近期的一个系统性回顾总结[4]。一份共识申明CM出血的定义为：急性或亚急性发作性症状，伴随影像学上近期的、病灶外或病灶内的出血证据。

在散发病例中，症状性CM出血的发生率为每年0.25%~1%，家族性病例则达每年6.5%[5,6]。海绵状血管瘤通常好发于20~40岁。无出血史的患者预期年出血风险为0.6%，有出血史的则为4.5%[5]。

CM的临床表现多样，神经功能缺损主要取决于病变的部位及病灶本身的反复出血。尽管CM可以很多年无症状，但如脑桥与基底核等重要部位的反复出血仍可导致严重的病残甚至死亡。MRI检查可以发现：再出血可致CM呈假瘤样生长[1]。CM常合并有DVA（图4-2、图4-3，病例2）。一项57例CM病例的研究报告发现：相比无DVA的病例，合并DVA的CM出血发生率更高[7]。家族性CM患者已被证实可能形成新的病灶。

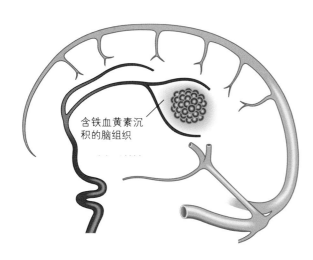

含铁血黄素沉积的脑组织

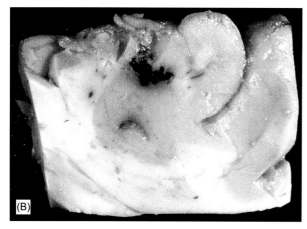

(B)

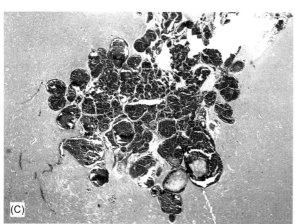

(C)

图 4-1　CM。示意图显示反复微小出血的概念,病灶周围环绕含铁血黄素沉积的脑组织(A)(图片引自于 Osborn[1])。大体病理显示:浅表的皮层 CM,病灶并没有一个清晰的囊壁可以辨别原先的出血(B)。显微病理显示单纯的充血、薄壁内皮细胞与血管腔隙的聚集,其间没有正常脑实质(HE 染色,100×)(C)。

(二) 临床表现

症状取决于病变的部位。最常引起神经系统症状的原因是病灶出血进入周围组织,引起占位效应,导致癫痫发作和(或)头痛。脑干部位的病变由于神经解剖复杂重要,症状明显(图 4-3、图 4-4、图 4-6、图 4-8)。某些病例中,重要部位的病灶无论出血与否都可能在早期出现症状(图 4-4)。

(三) 神经影像学

CM 被认为是血管造影不显影或"隐匿性"的血管畸形。除非合并有 DVA,CM 在常规血管造影上无法显示。相比 AVM,CM 通常是一低流速的病变,没有大的静脉性引流血管或动脉化的静脉。相比 CT 平扫,GE-MRI 序列极大地提高了 CM 显示的敏感性(图 4-7)[8]。由于含铁血黄素这样的慢

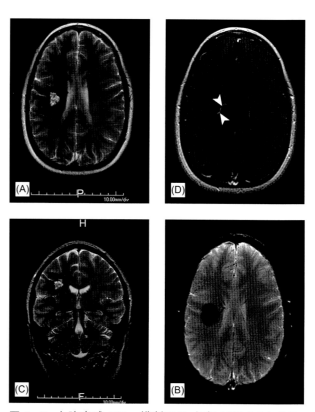

图 4-2　大脑半球 CM。横断面 T₂加权 MRI(A);GE-MRI(B);冠状位 T₁WI(C)及 T₁增强(D)显示位于大脑半球白质上一大型 CM 合并一脑室旁的 DVA(如箭头所示)。病灶引起复杂性部分性癫痫发作,但由于其位于感觉与运动皮层下的白质束,神经外科手术切除风险巨大。

性出血产物是强顺磁性的,在 GE-MRI 序列上,CM 病灶的显示较其他序列更大,呈"花簇伪像"(blooming artifact)(病灶呈黑色)(例如,图 4-2B、图 4-3A、图 4-5C、图 4-6B、图 4-7B、图 4-8A)。之所以显示这种伪像,是因为 GE-MRI 序列对磁场中的微小改变极其灵敏。

对怀疑有隐匿性海绵状血管瘤遗传倾向的家族成员推荐进行头颅 MRI 检查。相比常规血管造影,MRI 检查可能对合并的 DVA 敏感度较低。

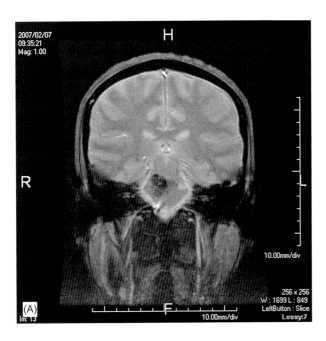

(四)治疗和结果

由于 CM 通常是较小的良性血管畸形,较少有占位效应和神经系统症状,只有为了避免反复出血所致的病残或死亡,才考虑行神经外科手术切除。有些 CM 可以导致癫痫或在重要部位反复出血可致病残。尽管神经外科医师可以完全"切除"表浅非重要部位的病灶,但邻近或累及运动、感觉或语言区的手术仍有一定风险(图 4-2、图 4-8)。深部病变,特别是脑干位置的病变,除非毗邻脑室,否则手术相关的致残率极高,故一般推荐长期保守治疗,随访临床表现与影像学资料改变(图 4-3、图 4-4、图 4-6、图 4-8)。较新的影像导航技术能改善 CM 在深部与脑干重要部位的定位,有助于显微手术切除并降低手术致残率[9]。CM 没有直接的大动脉供血,因此血管内治疗无法实施。

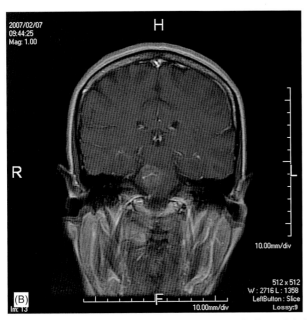

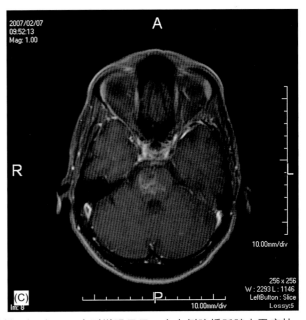

图 4-3 脑桥 CM。冠状位 GE-MRI(A)、冠状位(B)与横断面(C)T₁WI 序列增强显示一个右侧脑桥延髓水平病灶。病灶内可见一强化显影的 DVA(B、C)。此脑干病灶仅引起轻度的右侧面瘫。

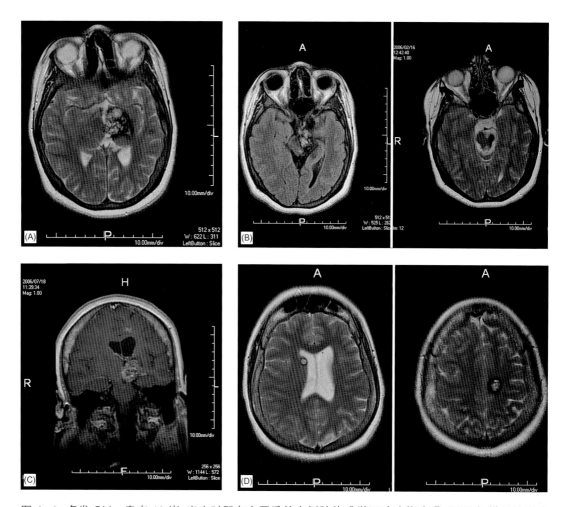

图 4-4 多发 CM。患者 40 岁,出生时即存在严重的右侧肢体感觉运动功能障碍,MRI 扫描无法明确诊断。病变最终结合常规血管造影与患者临床表现推断。位于左侧丘脑与中脑部位的一个大型 CM 是导致患者围产期疾病的主要原因,病灶在 MRI 的 T_2WI 序列(A)与 FLAIR 序列的横截位图像及 T_1WI 增强序列(C)的冠状位图像上可以显示。病灶导致左侧大脑脚明显萎缩(B,右图;T_2WI 序列)。在 T_2WI 序列(D)上还显示了 2 个无症状的半球性病灶,分别邻近右侧侧脑室(左)和左侧额顶叶白质处(右)。

　　放射外科是 CM 的另一种治疗手段,尤其适合对病灶部位进行开颅手术风险巨大的反复出血患者。此种治疗无助于预防 CM 再出血(或者 2 年后才开始起效),但可以控制癫痫发作[10]。在一组 49 例伽玛刀治疗患者中,26 例(53%)放疗后癫痫完全控制,有 20% 的患者癫痫发作明显好转。其余 26% 患者改善不明显或无改善[11]。

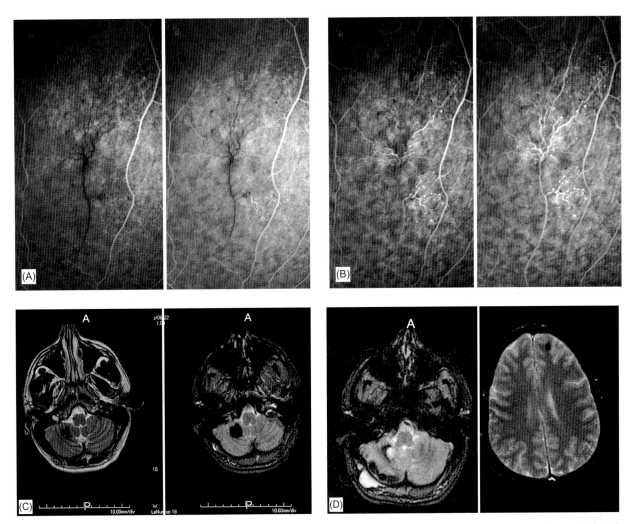

图 4-5　脑内与眼 CM。患者男性，27 岁，偶然发现右眼视网膜周边 CM。显微荧光血管造影（A，B）显示末梢极度扩张的毛细血管晚期充盈，局部可见微小动脉瘤与荧光渗漏，随后进行了颅脑影像检查。MRI 横断面（C）：T$_2$WI 序列（左）与 GE（右）显示在右侧小脑半球上有一 2cm 大小的 CM。手术切除后，术后 GE-MRI（D）显示原病灶区位置（左），并发现左额一 5mm 大小的 CM（右）。

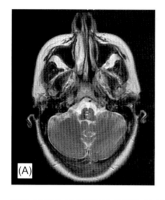
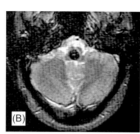
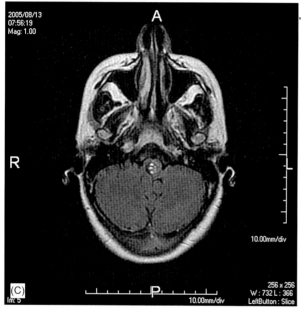

三、发育性静脉异常

DVA 以前被认为是静脉血管瘤,表现为一条或一簇扩张的髓(白质)静脉汇入一条增粗的穿皮质或室管膜下引流静脉,常见于脑室周围区域(图 4-8)[1]。这些细小的静脉通常汇入一条粗大的引流静脉,呈现"海蛇头"样(图 4-9 ~ 图 4-11)[1]。DVA 完全由增粗、透明化的静脉构成,几乎不含平滑肌与弹力纤维组织。它可以发生在脑实质的任何部位[12]。DVA 形成的静脉发育方式似乎是一种正常的先天变异。一种假说认为,胚胎期的原始大静脉通路在正常动脉完全发育后仍未完全连接,造成静脉发育过程的停顿形成 DVA[1]。

在 4 种血管畸形中,DVA 异常最为常见,占尸检中所有脑血管畸形的 60% 以上[1]。在正常人群中的发生率可能高达 3%[13]。最常见的发生部位是额叶(55.6%)与小脑(27%)[14]。大脑半球上的病灶往往邻近侧脑室。

(一) 自然病史与临床表现

通常情况下,DVA 是偶发的单一病灶,一般无神经系统症状[13 ~ 15]。但 DVA 常合并 CM,出血破入邻近脑组织时可引发症状(图 4-2、图 4-4; 病例 2)[13]。有时候少数病例也会引起癫痫发作、神经功能缺损和慢性的良性头痛[13 ~ 15]。但是 DVA 不会改变颅内压,也不会牵拉表浅静脉引起突发头痛。除出血外引起症状的机制包括机械性的(如脑积水或颅神经的神经血管压迫)和血流相关性的(如 DVA 合并动静脉短路或静脉充血时血流增加)[16]。两项研究均证实 DVA 的出血风险很低,分别为每年 0.15% 和 0.34%[13,14]。

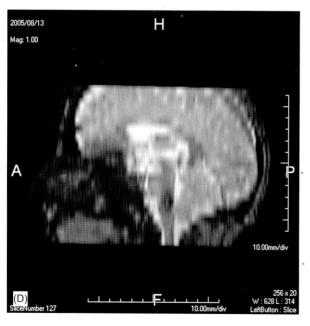

图 4-6 延髓 CM。患者,45 岁,表现为自限性的偶发半身感觉丧失、吞咽困难、头晕及行走困难。MRI 检查发现病灶位于右侧延髓头端,约 4mm 大小。T_2WI 序列横断面(A)、GE (B)、FLAIR 序列(C)及矢状位重建图像(D)。

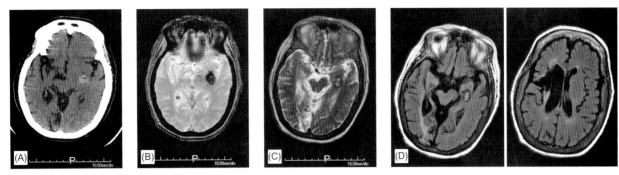

图 4-7 CM 的 CT 与 MRI 比较。非增强 CT 扫描显示左颞叶内侧一异常高密度病灶（A），高密度影可能源于钙化或微小出血。GE-MRI 横截位（B）、T2WI 序列（C）及 FLAIR 序列（D）显示病灶呈现 CM 典型的"爆米花"（popcorn）样表现。MRI 同时清晰显示右侧大脑中动脉区与 CM 无关的一陈旧性梗塞灶（D），合并邻近侧脑室牵拉扩大（右）以及右侧大脑脚萎缩，提示 Wallerian 变性（左）。

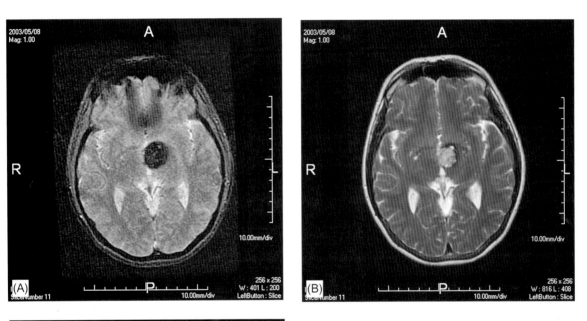

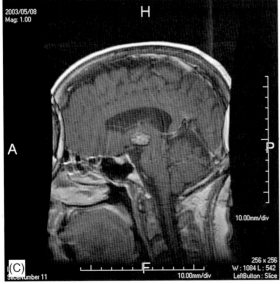

图 4-8　丘脑 CM。GE-MRI（A）与 T₂WI 序列（B）的横断面及 T₁WI 增强序列的矢状位（C）显示病灶。"花簇伪像"使病灶在 GE-MRI 上显得更大。

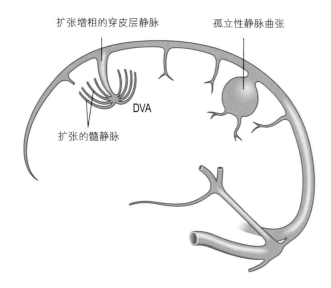

图 4-9 静脉血管畸形。此示意图显示两种类型的静脉血管畸形。DVA 或称静脉血管瘤表现为扩张的髓静脉呈伞状汇集，回流至一增粗的穿皮层静脉。另一种孤立性静脉曲张表现为大脑静脉的扩张，常合并有 Galen 静脉畸形（图 4-14）或其他高流量的血管短路（图片引自 Osborn[1]）。

（二）神经影像学

血管造影的动脉期与毛细血管期可正常，但在静脉晚期，DVA 异常会呈现典型的"海蛇头"样（图 4-10；病例 3）[14]。MRI 成像上典型病灶通常强化（图 4-11、图 4-12；病例 3）。

（三）治疗

因为 DVA 的出血率与病残率较低，一般采取保守治疗[13,14]。由于 DVA 回流入正常脑实质，通常不采取外科手术治疗[16]。外科手术的风险主要在于静脉梗塞造成的局部水肿和（或）正常脑组织出血[13]。多数情况下，切除合并的海绵状血管瘤是手术的主要目的（病例 2）。少数情况下，神经外科手术被用于治疗顽固性癫痫或急性出血病例。手术时"海蛇头"状的细小分支可以牺牲，但主要静脉结构应尽量保存[13]。没有证据表明抗凝治疗会增加 DVA 患者的出血风险。不推荐限制 DVA 患者的日常活动，妊娠也无特别禁忌。

四、非典型发育性静脉异常

少数情况下，静脉系统早期的严重发育异常可导致 DVA 多变且巨大（病例 3）。一种罕见的但严重导致围生期病残是 Galen 静脉畸形（VGM）（图 4-13）。VGM 多见于新生儿和婴幼儿，由于大量血液分流进入畸形血管，患儿常出现高输出的充血性心力衰竭（图 4-14）。VGM 常伴有心动过速、呼吸困难、发绀和颅内杂音等症状，并发症包括梗阻性脑积水、静脉栓塞、出血、压迫、盗血或显性缺血所致的邻近结构萎缩，以及脑室周围的白质软化等。

五、毛细血管扩张症

毛细血管扩张症，也称毛细血管畸形，由扩张的毛细血管巢构成，通常直径 <2.0cm[1,17,18]。其管壁类似正常毛细血管，不含平滑肌与纤维弹力组织（图 4-15）。毛细血管扩张症是继 DVA 后第二常见的血管发育畸形，在尸检中的检出率为 0.4%[18]。毛细血管扩张症可发生于中枢神经系统的任何部位，其中脑桥是最好发部位。小脑、间脑区域和脊髓也常被累及[18]。

通常认为毛细血管扩张症是无症状的。出血也往往是亚临床的，偶尔能在 MRI 上发现。由于毛细血管扩张症极其微小，在发明 MRI 前仅靠 CT 成像无法确诊，诊断完全依靠尸检结果。在 GE-MRI 上，毛细血管扩张症多表现为低信号区。病变可均匀强化，但没有海绵状血管瘤的含铁血黄素环[18,19]。如果不合并 DVA，由于病灶微小且独立于主要脑血管系统外，常规脑血管造影一般无法辨别。

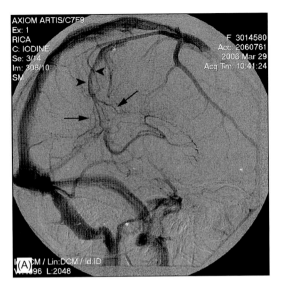
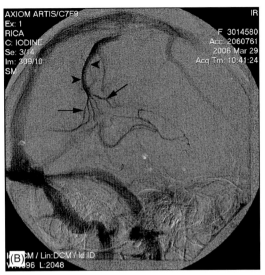
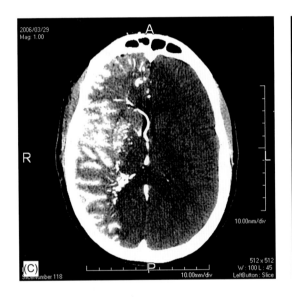
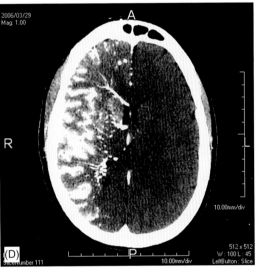
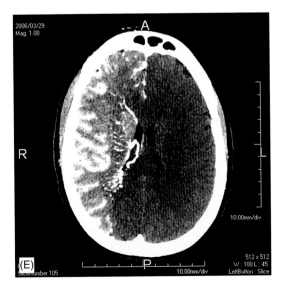

图 4-10 大型的 DVA：动脉内 CT 血管造影。常规血管造影的侧位片上，病变在静脉显影早期（A）与晚期（B）表现为典型的"海蛇头"样改变（如↑所示）。异常静脉网回流入单一皮层静脉（如箭头所示），该回流静脉起自右顶部，汇入上矢状窦。为更好地显示此主要回流静脉入矢状窦端的狭窄程度，在右侧颈内动脉直接注射 15ml 非离子性造影剂，继续行 CTA 检查（C ~ E）。由于在一侧动脉内直接注射造影剂行 CTA 检查，右侧大脑半球的静脉形态与脑强化显示很清楚（放射学研究由 Gray Spiegel 医师提供）。

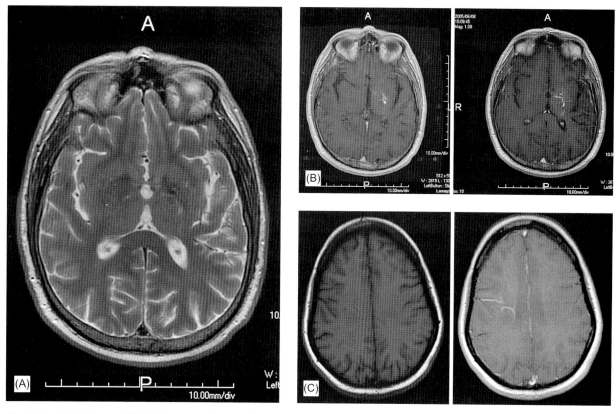

图 4-11 DVA 的 MRI 增强影像。MRI 平扫与增强序列显示两个典型的 DVA。第一个在 T₂WI 序列(A)与增强 T₁WI 序列(B)的两个相邻层面上显示。第二个显示在 T₁WI 平扫(C,左)和增强(C,右)序列。增强扫描对 DVA 的诊断必不可少。

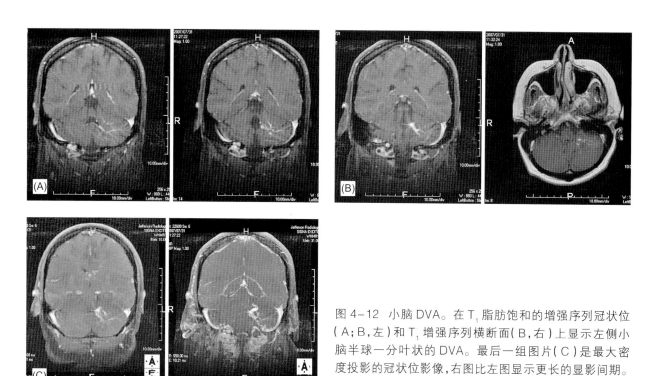

图 4-12 小脑 DVA。在 T₁ 脂肪饱和的增强序列冠状位(A;B,左)和 T₁ 增强序列横断面(B,右)上显示左侧小脑半球一分叶状的 DVA。最后一组图片(C)是最大密度投影的冠状位影像,右图比左图显示更长的显影间期。

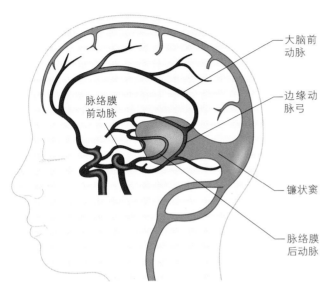

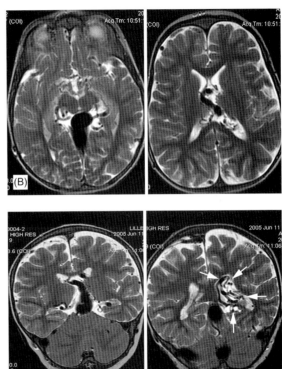

图 4-13　Galen 静脉畸形解剖。从病理生理而言,由于胚胎期前脑中央静脉血管通道永存,造成丘脑 AVM 或脉络膜动静脉瘘导致 Galen 静脉系统(新生儿期)严重扩张。扩张的脉络膜动脉和胼周动脉(大脑前动脉)像瘘管壁样直接回流至原始副窦和镰状窦(图片经 Osborn 许可引用[1])。

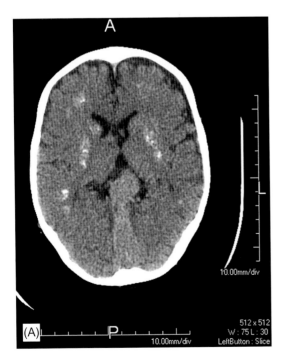

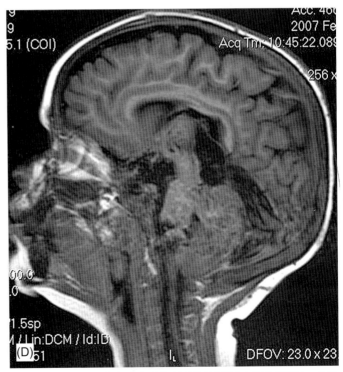

图 4-14　Galen 静脉畸形。该新生儿非增强 CT (A)扫描显示双侧大脑半球白质与外囊区域钙化(高密度影)。这种新生儿的营养不良性钙化可能是由亚急性静脉缺血所致。病变在 MRI 的 T_2 加权序列横断面(B)、冠状位(C)以及 T_1 加权矢状位(D)上可以显示。除了显示扩张的中线静脉结构,冠状位图像(C,右)还提示一个左侧丘脑区域的动静脉畸形(如↑所示)。

病例讨论

病例 1　颞叶海绵状血管瘤，手术切除

患者，女性，40 岁。右利手，表现为复杂性部分性癫痫发作。一次当她驾车时发作伴意识丧失（抽搐始于面部和手部），她丈夫不得不紧急替她控制车辆以避免发生交通事故。

引起癫痫的病灶为位于右颞中上回的一个 1cm×2cm 大小的 CM，伴邻近脑室扩大。病灶可在术前的 MRI 序列上显示（图 CS 1-1）：T₂ 加权像的横断面（T₁WI）（A）、钆增强 MRI（B）、GE-MRI（C）、术前（左）与术后（右）。手术入路显然是从侧方脑软化灶区域进入的（如箭头所示）。

显微病理（图 CS 1-2）显示：HE 染色（100×）（图 CS 1-2A、图 1-2C）；HE 染色（40×）（图 CS 1-2B）；弹性蛋白染色（100×）（图 CS 1-2D）。病灶呈现以下特征：（1）钙化（紫色，如↑所示）（图 CS 1-2A）；（2）含铁血黄素（淡褐色，如箭头所示）（图 CS 1-2B）；（3）原纤维性神经胶质增生（如↑所示）（图 CS 1-2C）；（4）管壁厚度异常、不规则，弹性内膜菲薄，显示为动脉血管壁内没有暗染色（如箭头所示）（图 CS 1-2D）。有些特征（如钙化、胶质增生、动脉血管壁断裂）在 AVM 中比 CM 更为典型。

评　论

该患者由于无法耐受抗癫痫药物治疗，所以选择了神经外科手术治疗。非优势侧的颞中回手术风险相对较低。尽管手术切除病灶后癫痫得以缓解，但由于术中损伤了视放射的 Meyer 袢，患者术后残留左侧象限盲。

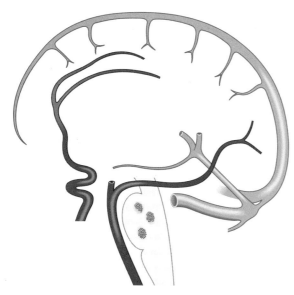
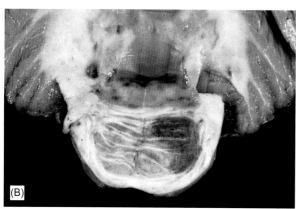
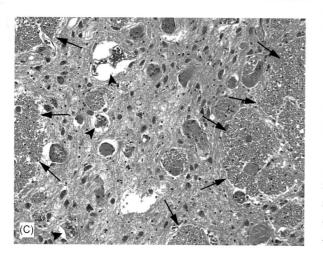

图 4-15　毛细血管扩张症。毛细血管扩张症示意图显示细孔状的病灶常见于脑桥（A）（图引自 Osborn 许可[1]）。大体病理显示脑桥一侧的红褐色病灶（B）。显微病理切片（C）（HE 染色，100×）显示病灶仅含有正常血管壁的扩张毛细血管（如箭头所示），其间穿插包绕正常脑组织。扩张的毛细血管主要累及图片中脑桥结构中央 2/3 的内侧运动束（纤维结构）和感觉束（束装结构，如箭头所示）分别分布于图片外侧边缘。

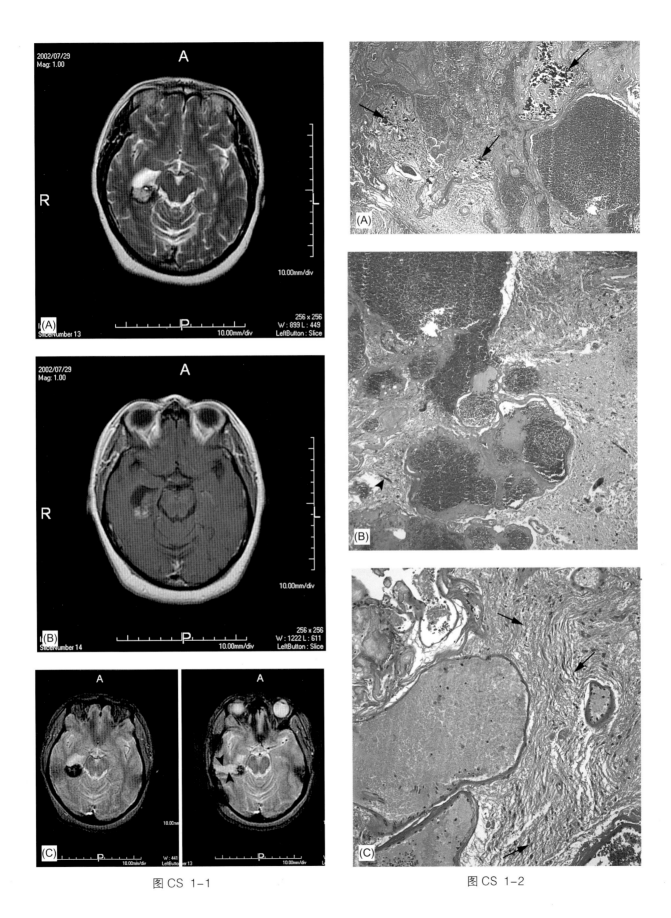

图 CS 1-1

图 CS 1-2

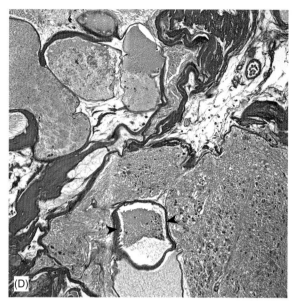

图 CS 1-2（续）

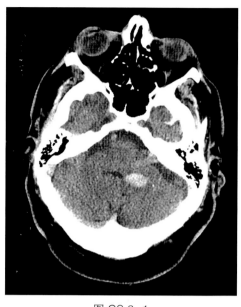

图 CS 2-1

病例 2　手术切除小脑 CM，保留合并的 DVA

患者，51 岁，以眩晕、发音困难、步态共济失调起病。入院 CT 扫描显示第四脑室旁的急性出血（图 CS 2-1）。GE-MRI（图 CS 2-2A）和未增强的 T_2WI 序列（图 CS 2-2B）显示局部出血，并显示邻近的一个可疑血管（B，右，如箭头所示）。增强的 T_1WI 序列可以很容易辨别出这一巨大的 DVA（图 CS 2-2C）。常规脑血管造影检查（未提供）未发现其他异常（如动静脉畸形），提示出血可能源于 CM。

患者 6 周后由于垂直复视、头晕、恶心、呕吐再次发病。这些新发症状提示有局部再出血可能。此时选择经枕部开颅手术切除病灶。术后影像（图 CS 2-3）显示邻近的 DVA 被谨慎保留：CT 扫描（图 CS 2-3A，左），GE-MRI（图 CS 2-3A，右），T_1 增强序列（图 CS 2-3B）。

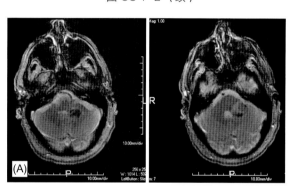
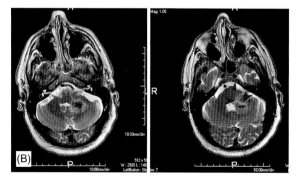
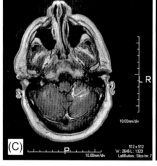
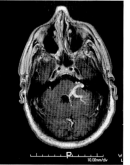

图 CS 2-2

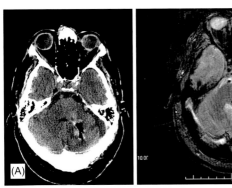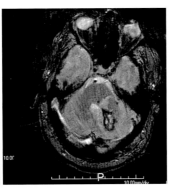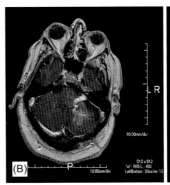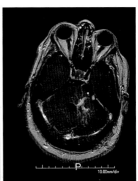

图 CS 2-3

评　论

邻近脑干的 CM 再出血导致症状复发是决定行神经外科手术切除的原因。邻近的巨大 DVA 常是构成深部静脉回流系统的重要组成部分,显微外科手术中应严格避免损伤。该患者恢复良好,仅残留轻度的步态不稳。

病例 3　永存镰状窦合并直窦未发育

健康女性,35 岁,因为慢性头痛在诊断性检查中发现了一个巨大的先天性 DVA。非侵袭性神经影像(图 CS 3-1)显示:病灶位于 T₂WI 增强序列的矢状位的中线位置(图 CS 3-1A)。病灶在 T₂WI 增强序列的横断面(图 CS 3-1B)和增强 CT 扫描(图 CS 3-1C)上形态相似。

静脉结构在常规脑血管造影上显示最清晰(图 CS 3-2)。直窦消失,取而代之的是一根粗大的永存(胚胎期的)异常血管。镰状窦通道直接起源于 Galen 静脉水平,回流至上矢状窦。侧位片上清晰显示放射状的细小分支呈巨大的“海蛇头”样改变(图 CS 3-2A)。在冠状位(前后位)上,颈内动脉造影静脉期,可见左、右大脑半球相关的引流静脉组成部分(图 CS 3-2B),右侧(B,左)及左侧(B,右)。图示可见一粗大的表浅皮层静脉(如箭头所示)(图 CS 3-2B,右)起源于前颅窝,沿大脑凸面外侧走行回流至矢状窦。病变在侧位片上显示更清晰(图 CS 3-2A),尤其是在动脉显影晚期(图 CS 3-2C)。

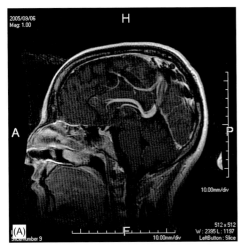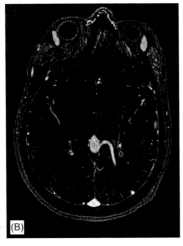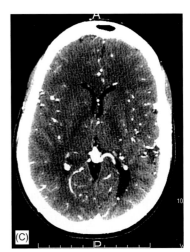

图 CS 3-1

评　论

相比本例中由粗大静脉组成放射状结构,之前图 4-10 的 DVA 更为典型。此类病变可能提示胚胎期静脉系统不同部位的发育停顿。此例中的单一、粗大的 DVA 可能会使静脉压升高导致头痛等症状。通过减少脑脊液产生进而降低颅内压的乙酰唑胺可用于治疗该患者的头痛。此例 DVA 结构太复杂很难计划行介入治疗,幸运的是患者没有合并 CM 或其他血管畸形。

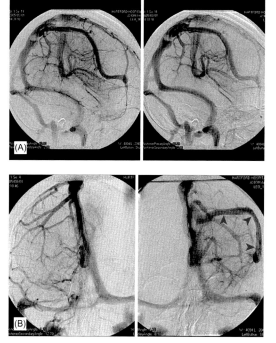

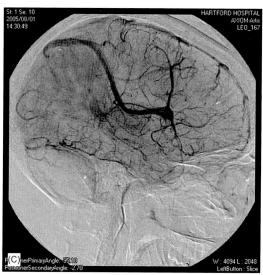

图 CS 3-2

参考文献

1. Osborn A. Vascular malformations. In: *Diagnostic* Cerebral *Angiography*, 2nd edn. Philadelphia, PA: Lippincott Williams & Wilkins; 1999: 277–312.

2. Retta S, Avolio M, Francalanci F, *et al*. Identification of Krit1B: a novel alternative splicing isoform of cerebral cavernous malformation gene-1. *Gene*, 2004; 325: 63–78.

3. Zabramski J, Wascher T, Spetzler R, *et al*. The natural history of familial cavernous malformations: results of an ongoing study. *J Neurosurg*, 1994; 80: 422–432.

4. Al-Shahi Salman R, Berg MJ, Morrison L, Awad IA. Hemorrhage from cavernous malformation of the brain: definition and reporting standards. *Stroke*, 2008; 39: 3222–3230.

5. Kondziolka D, Lunsford L, Kestle J. The natural history of cerebral cavernous malformations. *J Neurosurg,* 1995; 83: 820–824.

6. Kupersmith M, Kalish H, Epstein F, *et al*. Natural history of brainstem cavernous malformation. *Neurosurgery*, 2001; 48: 47–53.

7. Kamezawa T, Hamada J, Niiro M, Kai Y, Ishimaru K Kuratsu J. Clinical implications of associated venous drainage in patients with cavernous malformation. *J Neurosurg*, 2005; 102: 24–28.

8. Lehnhardt F, von Smekal U, Ruckriem B, *et al*. Value of gradient-echo magnetic resonance imaging in the diagnosis of familial cerebral cavernous malformation. *Arch Neurol*, 2005; 62: 653–658.

9. Conrad M, Schonauer C, Morel C, Pelissou-Guyotat I, Deruty R. Computer-assisted resection of supratentorial cavernous malformation. *Minim Invasive Neurosurg*, 2002; 45: 87–90.

10. Hasegawa T, Mclerney J, Kondziolka D, Lee J, Flickinger J, Lunsford L. Long-term results after stereotactic radio-surgery for patients with cavernous malformations. *Neurosurgery*, 2002; 50: 1190–1197.

11. Regis J, Bartolomei F, Kida Y, *et al*. Radiosurgery for epilepsy associated with cavernous malformation: retro-spective study in 49 patients. *Neurosurgery*, 2000; 47: 1091–1097.

12. Osborn A. Intracranial vascular malformations. In: *Diagnostic Neuroradiology.* St Louis, MO: Mosby; 1994: 284–329.

13. McLaughlin M, Kondziolka D, Flickinger J, *et al*. The prospective natural history of cerebral venous malforma-tions. *Neurosurgery*, 1998; 43: 195–201.

14. Naff NJ, Wemmer J, Hoenig-Rigamonti K, Rigamonti DR. A longitudinal study of patients with venous mal-formations: documentation of a negligible hemorrhage risk and benign natural history. *Neurology*, 1998; 50: 1709–1714.

15. Hon JML, Bhattacharya JJ, Counsell CE, et al. The presentation and clinical course of intracranial developmen-tal venous anomalies in adults: a systematic review and prospective, population-based study. *Stroke*, 2009; 40: 1980–1985.

16. Pereira VM, Geibprasert S, Krings T, *et al*. Pathomechanisms of symptomatic developmental venous anomalies. *Stroke*, 2008; 39: 3201–3215.

17. Robinson J, Jr, Awad I, Masaryk T, Estes Pathological heterogeneity of angiographically occult vascular malfor-mations of the brain. *Neurosurgery*, 1993; 33: 547–555.

18. Lee R, Becher M, Benson M, Rigamonti D. Brain capillary telangiectasia: MR imaging appearance and clinico-histopathologic findings. *Radiology*, 1997; 205: 797–805.

19. Scaglione C, Salvi F, Riguzzi P, Tassinari C. Symptomatic unruptured capillary telangiectasia of the brainstem: report of three cases and review of the literature *J Neurol Neurosurg Psychiatry*, 2001; 71: 390–393.

延伸阅读

1. Al-Shahi Salman R, Berg MJ, Morrison L, Awad IA. Hemorrhage from cavernous malformation of the brain: defi-nition and reporting standards. *Stroke*, 2008; 39: 3222–3230.

2. Chaloupka J, Huddle D. Classification of vascular malformations of the central nervous system. *Neuroimaging Clin North Am*, 1998; 8: 295–321.

3. Hon JML, Bhattacharya JJ, Counsell CE, et al. The presentation and clinical course of intracranial developmental venous anomalies in adults: a systematic review and prospective, population-based study. *Stroke*, 2009; 40: 1980–1985.

4. Osborn A. Vascular malformations. In: *Diagnostic Cerebral Angiography*, 2nd edn. Philadelphia, PA: Lippincott Williams & Wilkins; 1999: 277–312.

为患者提供资源的机构和网站

Cavernous Malformations [www.angiomaalliance.org]

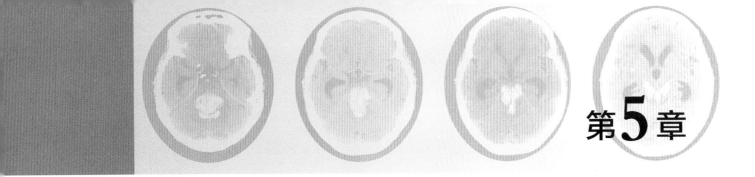

第5章

"极端"神经血管疾病

一、简介

有些神经血管疾病不适用于前述章节分类,另一些则是前述章节不典型病例或极端表现。通常,"极端"神经血管疾病是严重且危及生命的,但并不一定。不同于前两章着重描述神经血管疾病急性和常见表现,本章关注疾病是罕见(如血管内淋巴瘤病、伴有皮层下梗死和白质脑病)的常染色体显性遗传性脑动脉病(CADASIL),慢性(如钙化),甚至可逆的(如后部白质脑病综合征)。

神经血管疾病也可发生于除脑以外的其他中枢神经系统,特别是眼球和脊髓。视网膜脑卒中已在本书的姊妹篇——《缺血性脑卒中诊断与治疗图谱》章节中讨论,本章将简短介绍脊髓综合征。

表5-1以病例概述形式列出本章论题。

表5-1 极端神经血管疾病
• 硬脑膜动静脉瘘
• 可逆性后部白质脑病综合征
• 硬膜下血肿
• 血管内淋巴瘤病
• 斑痣性错构瘤病 伴有皮层下梗死和白质脑病(CADASIL)的常染色体显性遗传性脑动脉病
• 钙化和其他高密度病变
• 颅内血管扩张症
• 放射性动脉病变
• 镰状细胞病
• 脊髓梗塞和血管畸形

二、硬脑膜动静脉瘘(DAVF)(图5-1～图5-4)

与大多数软脑膜AVM(参见第3章)不同,硬脑膜动静脉瘘无明显畸形血管团。硬脑膜动脉和颅内(硬脑膜或皮层)静脉之间直接交通被称为瘘或短路。瘘位于静脉窦硬脑膜壁,而并非静脉窦本身(图5-1A)[1~3]。典型瘘位于颅底和后颅凹,或其周围,常见供应动脉为颈外动脉(ECA)脑膜支和枕动脉。常累及横窦—乙状窦交界处(图5-1B、图5-2)和海绵窦(CS)(图5-3)[1,2]。

硬脑膜动静脉瘘临床表现可极轻微,症状包括头痛和听觉异常(如横窦或乙状窦受累时,出现搏动性耳鸣,听诊可闻及全颅杂音)。眼球突出、球结膜水肿、眼肌麻痹、相关颅神经疾病、眶后疼痛则提示海绵窦受累[1,2]。硬脑膜动静脉瘘分级非常复杂[1,3]。临床结果取决于引流静脉形态,静脉扩张则预后差[1,3]。典型治疗方法为血管内栓塞,有时需联合手术治疗。

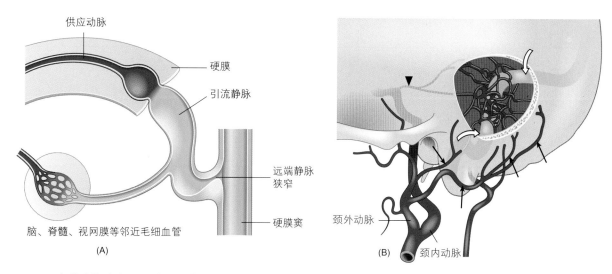

图 5-1 硬脑膜动静脉瘘。远端静脉收缩致静脉高压,被认为在硬脑膜动静脉瘘发展过程中起主要作用(A)(图引自 Bederson[1])。

颅底骨窗(B)示位于横窦乙状窦交界处硬脑膜动静脉瘘, ECA 数支分支(如↑所示)和 ICA 分支脑膜垂体干(如箭头所示)参与供血。一些微小瘘口位于静脉窦硬脑膜壁,通过开放的横窦 – 乙状窦(弧形白箭头)顺血流方向引流。

硬脑膜动静脉瘘也可由邻近结构[如硬脑膜和(或)邻近软脑膜 – 头皮组织]获得动脉血供(图引自 Osborn[2])。

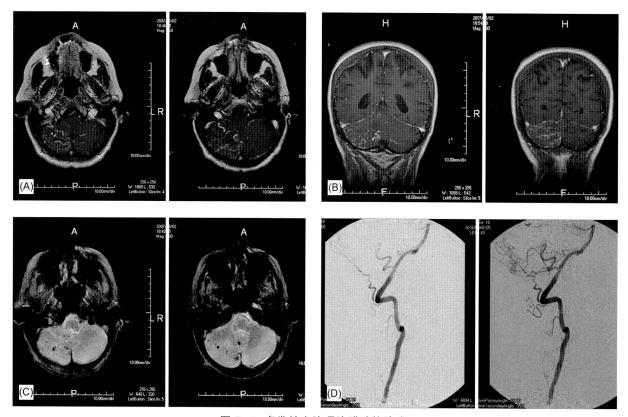

图 5-2 多发性小脑硬脑膜动静脉瘘

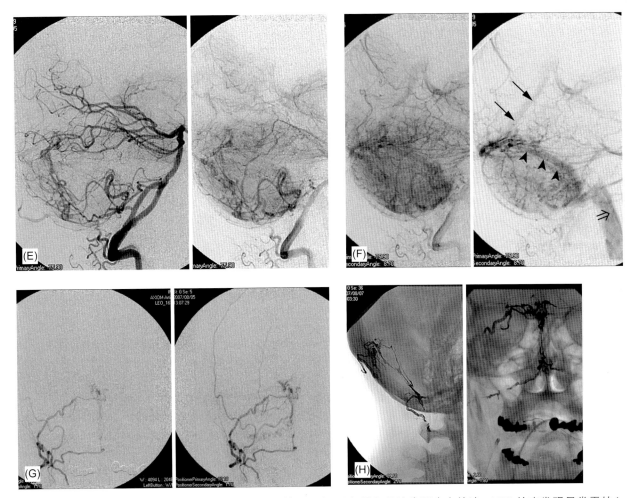

图 5-2 多发性小脑硬脑膜动静脉瘘(续)。患者女性,81 岁,因复视和共济失调步态就诊。MRI 检查发现异常需转入地区级脑卒中中心进一步检查。T$_1$ 加权增强扫描横断位(A)和冠状位(B)均可见扩张迂曲血管。GE-MR 示右侧小脑半球多发散在点状影(C),可能是静脉梗塞伴微出血所致。FLAIR-MR 示整个右侧小脑半球水肿,为静脉淤血所致(未予图示)。

常规血管造影示窦汇下方硬脑膜动静脉瘘,由数支颅外动脉供血:双侧椎动脉(VA)发出脑膜支后支、右枕动脉、双侧脑膜中动脉。瘘与右侧小脑半球静脉直接沟通,引起小脑淤血和回流障碍,导致水肿和点状出血。部分血管影像为翻拍的。

左 VA 造影侧位片减影图像显示 VA 颈段(D)和颅内段(E、F)。图 F 示直窦(如↑所示)、乙状窦(如箭头所示)和颈内静脉(如大箭型所示)相对位置。小脑侧位片示动脉血流增加(E)和早期静脉充盈(F)。右侧枕动脉(ECA 分支)造影正位片(G)动脉早期相(左)和动脉中期相(右),同样显示与瘘吻合的静脉早期充盈。

第 1 次栓塞治疗:NBCA 栓塞左 VA 脑膜支后支,未减影像(H)侧位片(左)和正位片(右)。不透光物质显影于颅外(左),注意栓塞材料相对于眼眶、鼻甲和牙齿填充物的位置(右)。

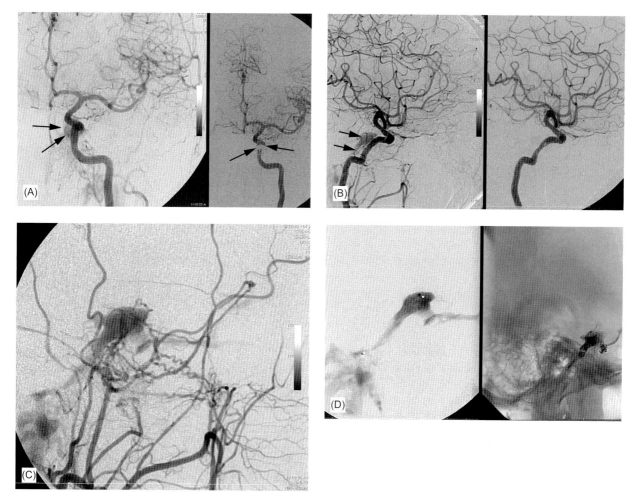

图 5-3 海绵窦动静脉瘘。患者女性,75 岁。临床表现为双侧球结膜充血,眶周水肿,水平复视,由眼科医师推荐至神经血管临床中心就诊。CTA 示(未予图示)左侧眼上静脉早期显影扩张,同时伴左侧海绵窦和床突后静脉丛显影,考虑为硬脑膜动静脉瘘。

左侧 ICA 造影示有动静脉瘘直接供应海绵窦瘘。正位片(A)和侧位片(B)示毗邻 ICA 区域造影剂异常染色(左,如箭头所示),栓塞治疗后异常染色消失(右)。瘘口位于左侧海绵窦后方,引流至岩下窦和左眶静脉系统。左 ECA 选择性造影,包括左侧颌内动脉侧位造影(C)提示:多个瘘口与左侧海绵窦后部沟通。此 DAVF 供应动脉源自 ECA 分支(双侧咽升动脉、双侧脑膜中动脉和左侧颌内动脉其他分支)和双侧 ICA 海绵窦分支。

行血管内栓塞治疗:弹簧圈先栓塞左侧海绵窦后部与眶静脉系统沟通,再栓塞左侧岩下窦与海绵窦间内侧通道,最后行 Onyx® 胶栓塞海绵窦。至此,AVF 被完全封堵。ICA 造影侧位片示海绵窦在治疗前后影像对比(D),术前减影像可见瘘管样囊袋影(左),术后的未减影像可见栓塞材料影位于颅底上方相同位置(右)。

栓塞治疗后 1 月余,患者残留左侧轻微凸眼和左眼外展不全(符合不完全性展神经麻痹),眶周水肿消退。8 个月后随访血管造影未见瘘残留。

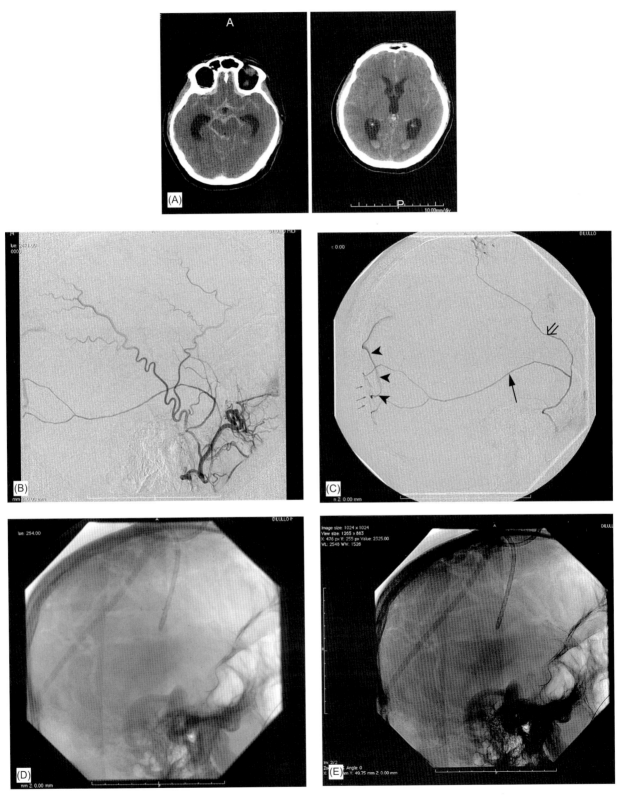

图 5-4 硬膜动脉瘘伴有颅骨血管压迹

图 5-4　硬膜动脉瘘（DAVF）伴有颅骨血管压迹。患者，男性，65 岁。因谵妄就诊，入院时 CT 示蛛网膜下腔和脑室内出血（A），因脑积水进行性增大行脑室外引流。出血原因是多发性 DAVF。

　　常规血管造影：图 B 为颌内动脉（颈外动脉分支）造影。右侧脑膜中动脉（颌内动脉直线型分支）超选造影示两处瘘（C）。在图左侧和上方黑色小箭型标记两处瘘：（1）位于窦汇上方枕部脑膜中动脉后支（如↑所示），伴皮层静脉（箭头）早期充盈并引流至矢状窦；（2）脑膜中动脉前支走行于脑凸面（开放箭型），伴皮层静脉快速充盈（图中显示不佳）。

　　颅骨 X 线片未减影（D）和最大化黑白对比度像的未减影片（E）异常，颅盖骨可见大量增宽血管沟影（静脉结构所致血管沟增宽并不会显影）。这些骨沟能显影可能是因为在过去的一段时间内，这些曾经的静脉通道因缺少明显血流而栓塞的缘故。

　　脑静脉系统和硬脑膜窦完整，血流情况正常，使用 NBCA 栓塞了图 C 上的两处瘘，患者认知能力完全恢复。

三、可逆性后部白质脑病综合征（图 5-5 ～图 5-8）

　　白质和灰质均可产生血管源性水肿，通常位于顶枕区域后部。病因多样，最常见是高血压脑病、子痫和使用免疫抑制剂[4]，表现为急性过度灌注和（或）血 - 脑屏障毒性反应。

四、硬膜下血肿（图 5-9 ～图 5-12）

　　硬膜下血肿（SDH）可因占位效应或癫痫发作致急性和反复性神经症状，易与其他神经血管疾病相混淆。病程可很长，可因凝血机制异常（如酗酒和头部外伤）致反复出血。

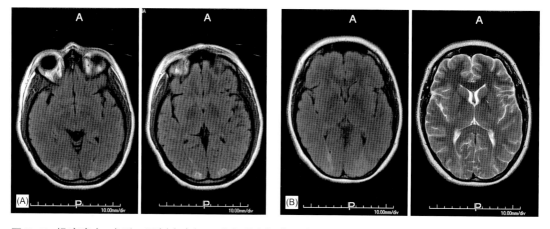

图 5-5　轻度病变，产后。两例患者（A，B）表现为轻度子痫、围生期头痛和视力丧失。FLAIR-MR 序列见脑后部水肿（A；B，左），T_2 加权像的水肿范围相对较小（B，右）。两例患者通过血压控制后均自愈。

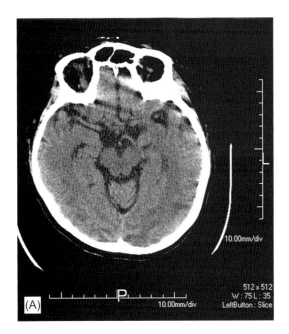
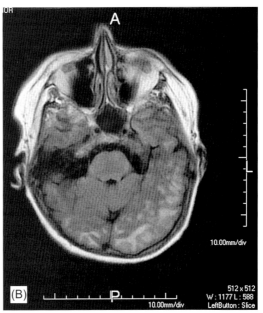
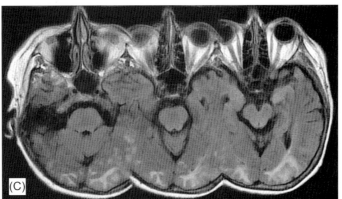

图 5-6 中度病变。患者因谵妄和幻视就诊,近期行化疗。CT 平扫如图 A 所示,而 FLAIR-MR 序列(B) 示:颞枕叶广泛病变。C 由三幅相邻横断位图并置构成,显示白质周围血管源性水肿。

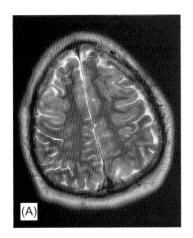
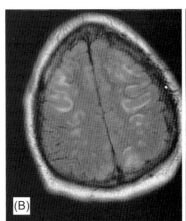
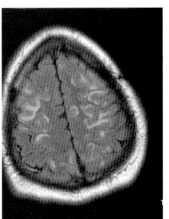

图 5-7 高血压脑病累及广泛额顶叶。T_2W1 (A)和 FLAIR 序列(B)示:额顶叶 MR 信号改变较大脑 半球后部明显,皮质脑回病变尤为突出。

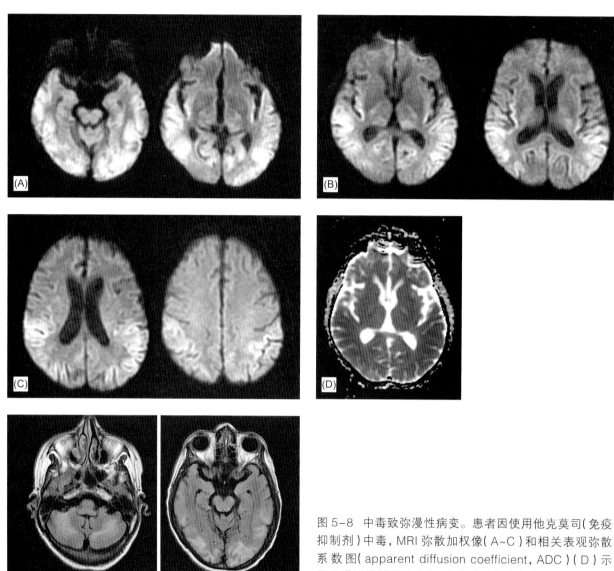

图 5-8　中毒致弥漫性病变。患者因使用他克莫司(免疫抑制剂)中毒，MRI 弥散加权像(A~C)和相关表观弥散系数图(apparent diffusion coefficient, ADC)(D)示罕见进展性播散性病变；病变累及灰质和白质。FLAIR 序列(E)示：小脑(左)和颞枕叶(右)受累。

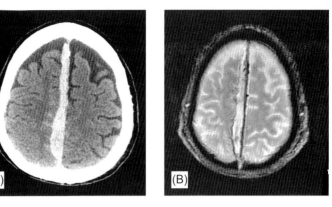

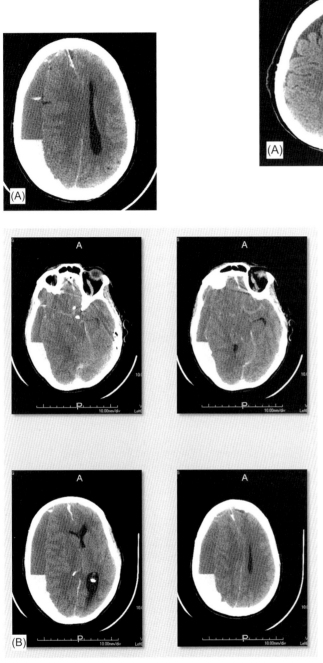

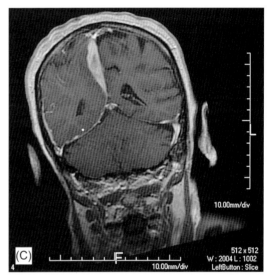

图 5-9 慢性合并急性 SDH。脑后部高密度急性出血加剧脑前部病灶占位效应,右侧脑室受压消失(A)。图 B 显示:后颅凹严重占位效应,基底池消失。半球脑沟消失提示颅内压升高。

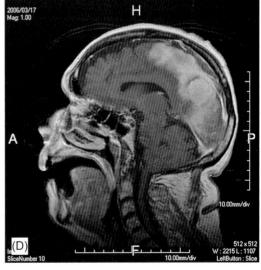

图 5-10 大脑镰旁 SDH。CT 平扫横断位片(A)和 GE-MR(B)示:沿大脑镰巨大 SDH。T_1 加权增强像冠状位(C)和矢状位(D)证实病变范围广。这类血肿无须行神经外科手术引流。

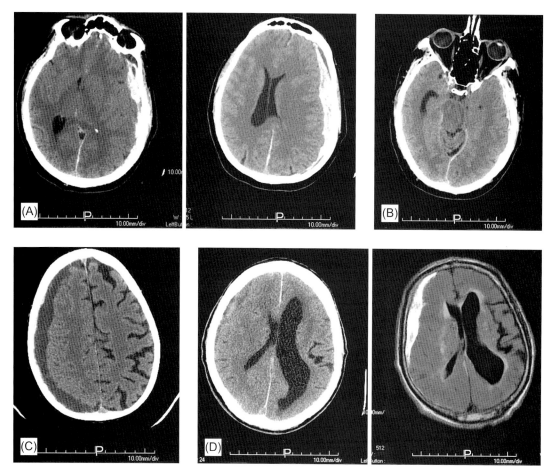

图 5-11 急、慢性 SDH 比较。CT 示左侧半球巨大急性硬膜下血肿（A、B）。由于意识水平下降（脑疝先兆），急症手术，术后痊愈。注意沿中线占位效应（A）和中脑受压明显（B）。

2 例右侧慢性硬膜下血肿患者影像分别为 C（CT）和 D（左：CT；右：MRI-FLAIR）。邻近脑回消失和侧脑室变小提示持续占位效应，但无明显中线移位。

五、血管内淋巴瘤病（图 5-13）

血管内淋巴瘤病是罕见肿瘤性疾病，以管腔内 B 细胞系的恶性细胞增殖为特征。典型表现：小动脉堵塞致缺血性梗塞，多见于中枢神经系统和皮肤。

血管内淋巴瘤或恶性血管内皮瘤病临床表现和神经影像表现多样，易与很多其他疾病混淆，诊断困难。因此，该病往往是临床病理讨论会的热点[5]。临床表现包括进展型或复发 - 缓解型多病灶神经综合征（类似多发性硬化），伴有累及不同血管反复发作梗塞；进展性或急性脊髓病；认知障碍（痴呆或谵妄）；或周围神经病和多数性单神经炎。

血管内淋巴瘤病神经影像与中枢神经系统血管炎相似，常同时伴有皮层灰质和皮层下白质脑卒中。但血管炎更多为周围性疾病和脑膜受累。免疫抑制剂冲击治疗对血管内淋巴瘤病无效，而对血管炎有效。目前尚无治疗方案，很大程度与疾病罕见无法系统研究有关。

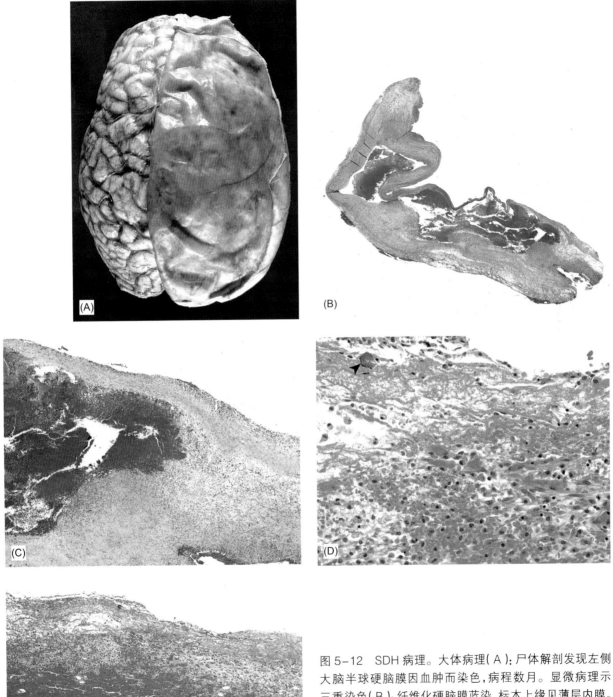

图 5-12　SDH 病理。大体病理(A): 尸体解剖发现左侧大脑半球硬脑膜因血肿而染色, 病程数月。显微病理示三重染色(B): 纤维化硬脑膜蓝染, 标本上缘见薄层内膜。低倍镜示(B): 硬脑膜围绕紫色血肿。高倍镜示(C): 切片左半硬脑膜下可见红细胞。D (如箭头所示) 可见一橙褐色巨噬细胞, 含铁血黄素充盈(HE 染色, 100 ×), 许多红细胞已破坏。硬膜下血肿机化(E), 切片底部可见硬脑膜下纤维化膜围绕, 下有血肿渗出(HE 染色, 40 ×); 上缘见部分网状结构组织为纤维蛋白凝块。

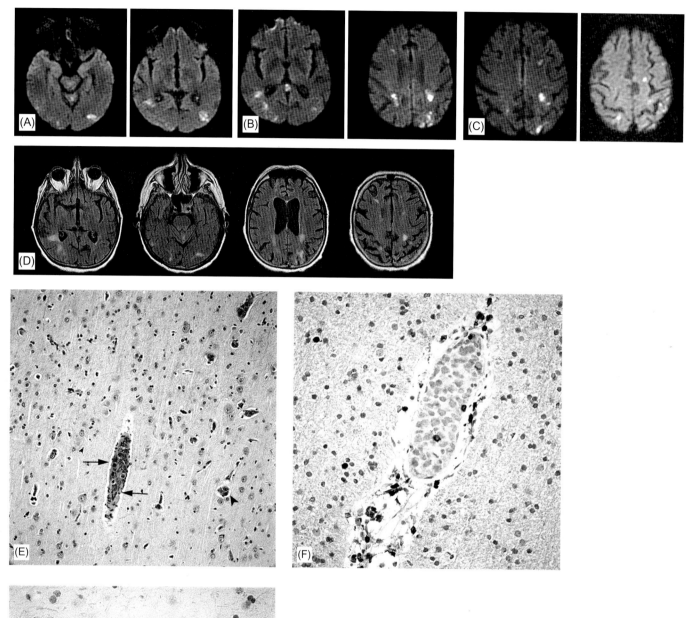

图 5-13 血管内淋巴瘤病：个案研究。患者男性，76 岁。临床表现为神经功能减退和脑病，病程数周。MRI 检查示急性多发性小病灶，主要位于双侧皮层和半卵圆区，DWI 序列示：弥散受阻（A ~ C）。绝大部分病灶可见于 FLAIR 像（D），提示亚急性病变。

大量常规的系统检查后未能明确诊断，患者神经症状恶化，行右额叶脑活检（E ~ G）。显微病理示（E）：皮层微动脉纵剖面（如↑所示）和毗邻毛细血管（如箭头所示）充满恶性巨大细胞（HE 染色，40×）。高倍镜（100×）可鉴别闭塞细胞类型：T 细胞 CD3 免疫过氧化酶染色（F），仅少量细胞偶尔染成暗褐色，微动脉腔内大多数细胞未染色；B 细胞 CD20 免疫过氧化酶染色（G），腔内充满蓝染巨大 B 细胞。

六、斑痣性错构瘤病(图 5-14、图 5-15)

斑痣性错构瘤病是一组涉及皮肤和中枢神经系统多样化疾病,部分基于有明确遗传基因基础。已知部分该病可累及神经血管,特别是 Sturge-Weber 综合征和 von Hippel‐Lindau(VHL)病[6,7],其他见表 5-2。

七、CADASIL(图 5-16)

CADASIL(伴有皮质下梗死和白质脑病的常染色体显性遗传性脑动脉病):是以青年人发生缺血性脑卒中、偏头痛和进展性认知损害为特征的综合征,系 19 号染色体 *notch-3*(编码大分子跨膜蛋白)基因突变所致。早期表现为颞叶和外囊白质病变[9],最终发展成为严重白质病变,包括皮层下 U 形纤维亦受累。

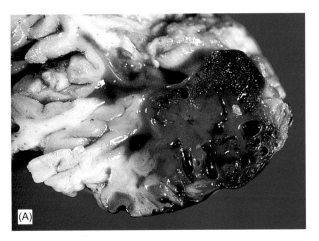
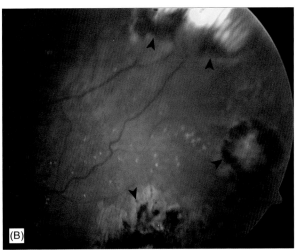
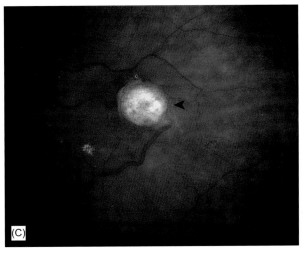

图 5-14 von Hippel‐Lindau 病。常染色体显性遗传肿瘤性疾病,特征表现为中枢神经系统血管母细胞瘤。小脑血管母细胞瘤大体病理(A):毛细血管丰富,含有间质或基质细胞,极少因出血产生症状。

视网膜血管母细胞瘤:von Hippel‐Lindau 病中发生率 40%～50%,组织学与中枢神经系统病变相同(B、C)[6];箭头标记为病变;激光治疗后肿瘤变白(C)(荧光显微镜影像引自 Paul Gaudio 医师)。

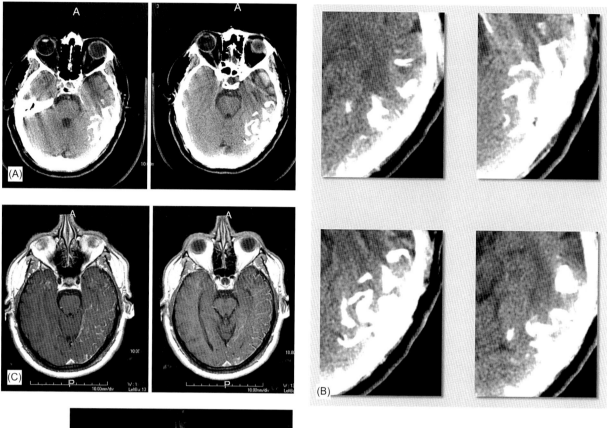

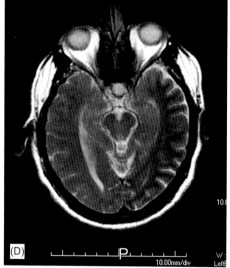

图 5-15　Sturge - Weber 综合征。面部明显皮肤痣（鲜红斑痣），可伴有软脑膜血管瘤。此患者临床表现为癫痫，无皮损。CT 平扫（A，B）示左颞叶典型"车轨征"或脑回样钙化。有学者认为慢性静脉淤滞伴邻近皮质缺氧损害导致了外部皮层钙沉积[7]。

T_1WI 增强（C）和 T_2WI（D）示：全颞枕叶低信号伴强化影。血管增多致软脑膜增厚，瘤样血管（原始薄壁静脉）出现并进入浅表脑实质，亦可进入同侧脉络丛，可致蛛网膜下腔消失[7]。

表 5-2 累及皮肤和结缔组织的神经血管疾病[6,8]

疾病名称	脑卒中类型	脑卒中机制
Behcet 病	AIS, 静脉梗塞	小血管病, 高凝状态
Ehlers-Danlos 综合征	AIS, SAH	颈动脉剥离, 颅内动脉病, 颈动脉海绵窦瘘
表皮痣综合征	AIS	颅内大血管发育异常
法布里(Fabry)病	AIS, ICH	中小动脉糖脂质沉积
遗传性出血性毛细血管扩张症	AIS, ICH	肺 AVF 致反常栓塞, 颅内 AVM、CM
马方(Marfan)综合征	AIS	主动脉和颈动脉夹层
神经纤维瘤病	AIS, SAH	烟雾病, 颅内动脉病, 肿瘤占位效应
弹性假黄瘤	AIS	小血管和大血管病, 颈动脉夹层
Sturge - Weber 综合征	SAH	软脑膜血管瘤病
von Hippel - Lindau 病	ICH	小脑和视网膜血管母细胞瘤

AIS- 急性缺血性脑卒中;AVM/F- 动静脉畸形(瘘);CM- 海绵状血管畸形(血管瘤);ICH- 脑出血;SAH- 蛛网膜下腔出血。

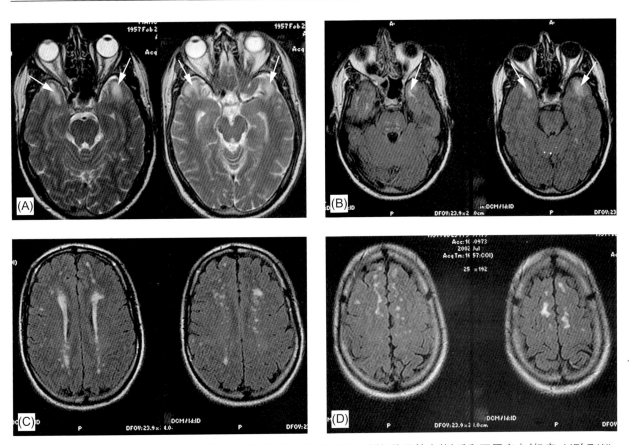

图 5-16 CADASIL:个案研究。患者男性,45 岁,平素健康。头痛及左侧躯体局灶症状(手和下唇麻木)起病。MR(T₂WI, A;FLAIR 序列, B-D)示:白质弥漫性病变,颞叶前部明显(如↑所示)。血清学检查 *notch-3* 基因突变呈阳性。无家族 CADASL 史。

八、钙化和其他高密度病变（图 5-17 ～图 5-21）

CT 平扫高密度影通常提示骨质、出血和钙化，但也可能是金属异物，如动脉瘤夹、弹簧圈、动脉支架和造影剂。钙可沉积于颅内外血管内、中膜层和动脉瘤壁（图 2-9）。动脉硬化、慢性肾病、糖尿病和正常老年化人群中，血管壁钙沉积可致功能失调[16]。脑内外血管钙化是动脉硬化的标志，是心肌梗死和死亡的预兆[17]。

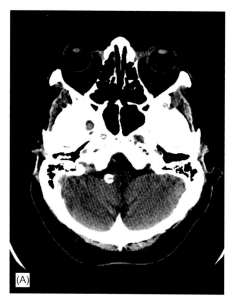
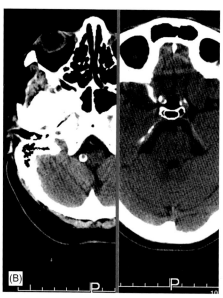
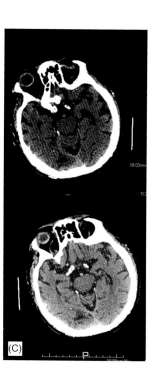

图 5-17　动脉钙化。头颅 CT 平扫示 Willis 环基底动脉钙化常见，可累及 VA（A；B，左）和 ICA（B，右；C）。

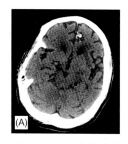
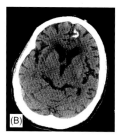
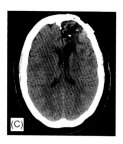
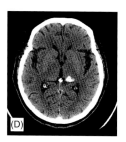
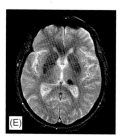

图 5-18　钙化性脑卒中。陈旧性缺血性脑卒中或出血性脑卒中脑实质钙化罕见[10]。此 2 例显示脑回样钙化（A，B）或陈旧性低密度灶伴多发点状钙化（C）。入院 CT 平扫内侧丘脑少量、慢性出血所致钙化灶（与松果体钙化所致高密度影对比；如箭头所示）（D）和 GE-MRI 序列上表现（E）。

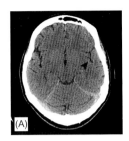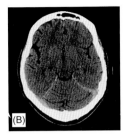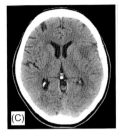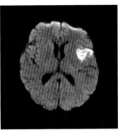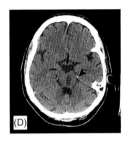

图 5-19　MCA 点状高密度。急性血栓形成与动脉血流淤滞方向一致,CT 平扫常见 MCA 高密度影,与 M1 和(或) M2 血栓形成吻合,此征提示该半球性脑卒中预后差[11]。经血管造影证实,MCA"点状征"可作为 MCA 的 M2 或 M3 急性血栓形成的敏感性和特异性指标[12]。

入院 CT 平扫示左外侧裂上部 MCA"点状征"(如箭头所示)(A),在同一层面亮度降低(B)。在较上层面 CT 平扫(C,左)和 MRI 弥散加权像(C,右)显示:M3 前段分布的岛叶皮质急性脑卒中。

图 D 示:PCA 可疑高密度点状征(如箭头所示),邻近左侧旁中线陈旧性脑卒中。或者高密度影亦可是动脉壁局灶性钙化。

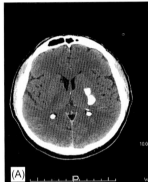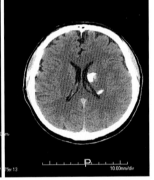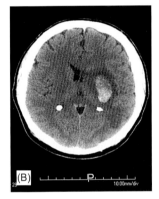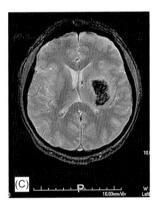

图 5-20　造影剂外渗。持续随访 CT 扫描均见 CT 值 >90Hu 的高密度病灶[13],是原发性脑出血预后不良指标[14,15],亦是急性缺血性脑卒中动脉内治疗后发生症状性脑实质出血的预兆[13]。造影剂外渗 CT 典型改变:动脉内和静脉内溶栓患者,首次头颅 CT 平扫(A)示脑室周围白质和壳核造影剂外渗致局部高密度影,5 天后复查 CT 示密度降低(B)。第 1 次 CT 扫描后 1 天,GE-MRI 示局灶性出血改变(C)。

图 3-9 示另 1 例 AVM 栓塞时造影剂外渗。

九、颅内血管延长扩张症(图 5-22,图 5-23)

颅内动脉延长扩张症(迂曲延长)好发于后循环[18,19]。基底动脉(BA)发出旁中线脑桥穿通支局部缺血可致脑干和小脑卒中,和(或)发生小脑远端、枕叶和丘脑动脉—动脉栓塞[18]。

十、放射性动脉病(图 5-24 ～图 5-26)

射线照射可致颈部大动脉发生类似于动脉硬化的动脉病,但倾向发生于非典型部位,主要为颈部 VA 和颈总动脉(CAA),照射部位决定病变部位。虽然某种程度上血管壁所有结构均产生病理改变,但通常仅累及动脉壁内膜和内皮[20]。

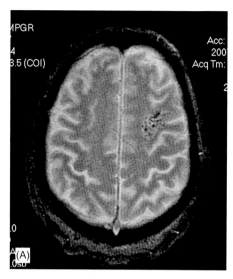

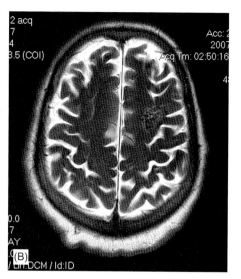

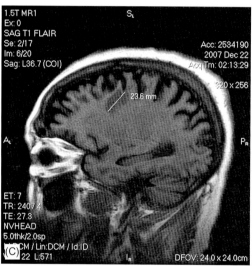

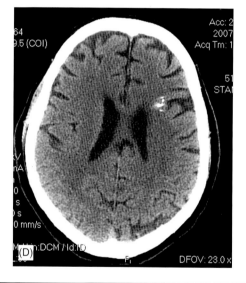

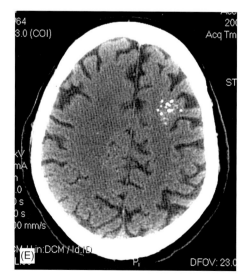

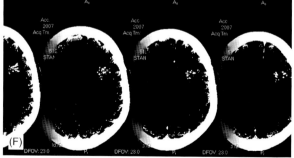

图5-21 自行栓塞的AVM。病变位于左侧卵圆区而以后循环脑卒中起病,检查时偶然发现。GE-MRI(A)、T₂WI(B)和T₁WI矢状位(C)示侧脑室旁直径>2cmlAVM。CT平扫(D,E)和暗影像组合图(F)示侧脑室旁"针尖样"钙化。常规血管造影未显影,提示此血管性病变(AVM可能)已完全自行栓塞。

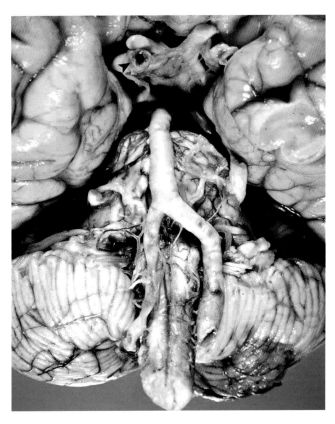

图 5-22 椎 – 基底动脉硬化。大体病理示椎 – 基底动脉系统显著扩张,斑块沿大动脉壁弥散分布。BA、左侧 VA 和右侧 ICA(如箭头所示)直径一致(病理引自 Louis Caplan 医师)。

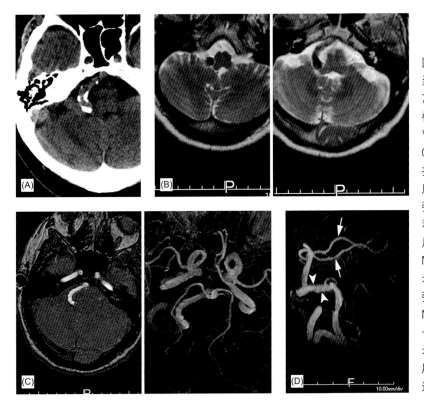

图 5-23 椎 – 基底动脉延长扩张症。患者男性,70 岁。临床表现为脑桥腹侧脑卒中致第 VI、VII 对颅神经麻痹。入院 CT 扫描(A)示右侧 VA 扩张钙化伴延髓轻度受压。T_2 加权像(B)示扩张椎 – 基底动脉复合体和延髓毗邻关系。MRA 原始影像(C 左)和颅内 MRA 重建图像(C 右)示椎 – 基底动脉系统扩张,与 ICA 直径一致。MRA 矢状位(D)示延长扩张 VA 段(如箭头所示)平行于 PCA(如↑所示)水平行走,与 BA 连接处严重迂曲。

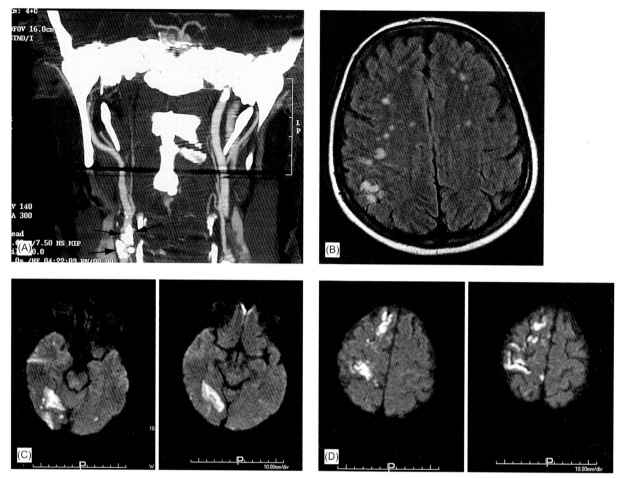

图 5-24　颈动脉分叉部病变。患者因乳腺癌（有吸烟史）接受胸腋区远距离放疗，之后出现 ICA 进行性阻塞。颈部 CTA（A）示右侧颈动脉系统广泛性钙化（如箭头所示），ICA 起始段血流受阻，右侧锁骨下动脉狭窄。FLAIR-MR 示右侧半卵圆区病变明显大于左侧，为 ICA 起始段病变常见表现。之后患者出现右侧半球脑卒中，表现为栓塞区和边缘区病变。DW-MRI 示右侧 PCA 区域（右侧原始型 PCA）（C）和右侧 ACA/MCA 交界区（D）急性梗塞。

　　颈部肿瘤（淋巴瘤、甲状腺癌）或脑肿瘤（视觉神经胶质瘤、脑膜瘤）行放疗可致放射性动脉病（引发脑卒中）。颈部放射性动脉病可通过血管内治疗致血管重建。颈动脉内膜剥脱术治疗放射性动脉病手术难度大（与动脉硬化相比较），故 ICA 近端放射性动脉病通常行球囊血管成形和支架置入术。

十一、镰刀形细胞病（图 5-27）

　　该血液疾病可引发缺血性脑卒中、脑出血和静脉梗塞[21]，最终导致类似烟雾病的颅内大动脉病。颅内镰刀形细胞病均应行经颅多普勒超声检查监测病情，而血浆去除术已被证实能有效预防原发性和继发性脑卒中[22,23]。

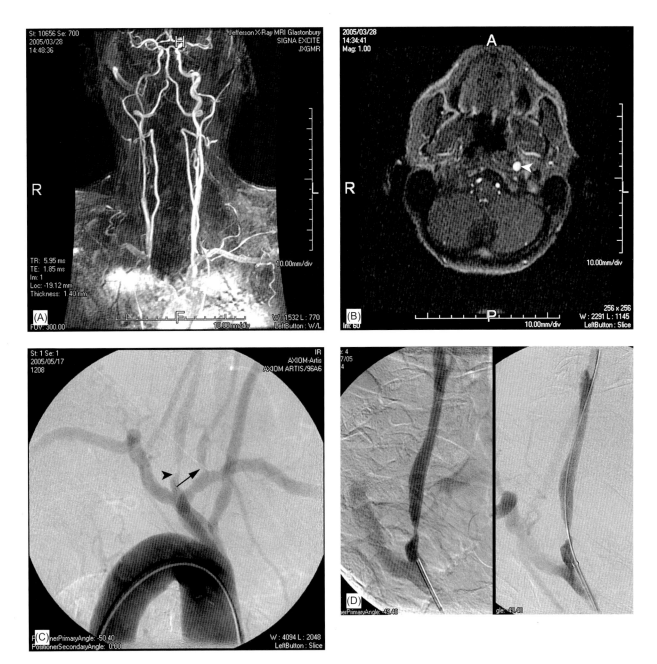

图 5-25 颈总动脉(CCA)病变。患者男性,62 岁。12 年前因非小细胞肺癌行局部放疗和化疗。后因眩晕被门诊确诊为颈部动脉病变。颈部 MRA 冠状位(A)示右 CCA 中段至颈部和颅内 ICA 血流变细。原始影像横断位(B)左侧 ICA (如箭头所示)显影,右侧未显影,提示右侧阻塞。主动脉弓血管造影(C)示颈部所有大动脉均单干起源。左侧 VA 起始段(如↑所示)和右侧 CCA 起始段(如箭头所示)狭窄。CCA 病变(D)超选到位(左),导丝出导管头端,通过病变(右),为狭窄段行血管成形术和支架置入作准备。

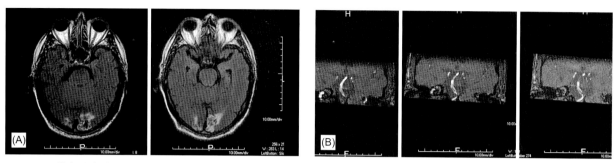

图 5-26　基底动脉病变。患者男性,70 岁。左桥脑小脑角脑膜瘤,手术切除并放疗。5 年后出现右侧偏盲,FLAIR-MRI(A)示双侧 PCA 区域梗死。MRA (未予图示)示 BA 近端高度狭窄,可致血栓形成、缺血性脑卒中。行血管成形术,术后 4 个月 MRA (B)示 BA 开放,但血流信号异常,与局部大血管病变吻合。

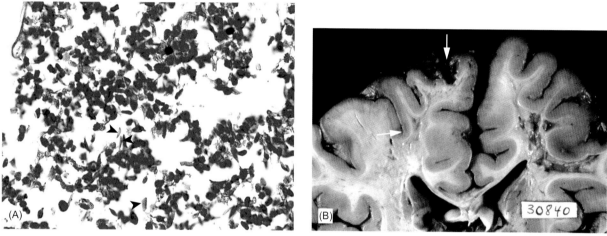

图 5-27　镰刀形细胞病。外周血涂片(A)示个别镰刀形细胞(箭头)。镰刀形细胞病脑大体病理(B)冠状切面示边缘区域梗塞(箭型),可能位于 ACA-MCA 交界区域,通常为后期烟雾病所致。

十二、脊髓梗塞和血管畸形(图 5-28 ~图 5-30)

　　脊髓神经血管病变罕见,大部分表现为急性和(或)渐进性脊髓功能障碍,特别是下肢或四肢轻瘫和自主神经功能障碍(包括括约肌松弛、弛缓性膀胱、性功能障碍和麻痹性肠梗阻)[24]。真性脊髓短暂性缺血发作(TIA)(如源自心脏和主动脉胆固醇结晶栓塞)相当罕见。硬脊膜动静脉瘘或畸形常产生起伏随后症状进行性加重,可伴静脉压增高所致节段性疼痛。脊髓血管畸形分类不属本书讨论范围[25],脊髓复杂血管系统见其他参考文献[24]。

　　脊髓横断面积很小以至于个别病变即使是 MRI 也难以辨别。以此类推脊髓血管造影辨别脊髓血管病变也相当挑战。一些病例 MRI 如下所示。

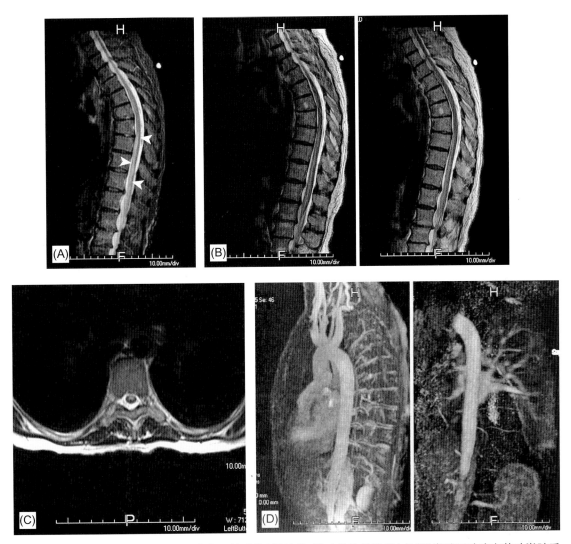

图 5-28 脊髓梗塞(胸段)。特征是脊椎后柱功能(轻触觉、震动觉和位置觉)保留(脊髓后动脉完整致脊髓后 1/3 未损伤)。患者女性,64 岁。临床表现为轻瘫和中胸段感觉异常平面。MRI 示中胸段至多个腰段水平前 1/2 脊髓异常信号。MR 快速自旋回波序列(TSE)(A, 如箭头所示)、短时间反转恢复序列(STIR)(B,左)和 T₂ 加权序列(B,右)均见髓内病变。胸段横断位影像(C)示脊髓前 2/3 受累。矢状位最大强度投射影(D,左)和 MRA (D,右)示主动脉和相关根动脉。MRA 辨别单一根动脉阻塞不如血管造影敏感。

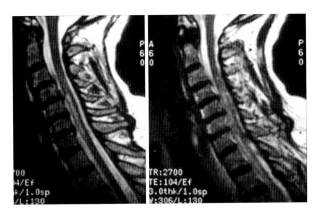

图 5-29 脊髓梗塞(颈段)。颈部 T₂ 加权像示 C5 ~ C7 椎体水平脊髓前部高信号影(左),符合脊髓前动脉梗塞表现。

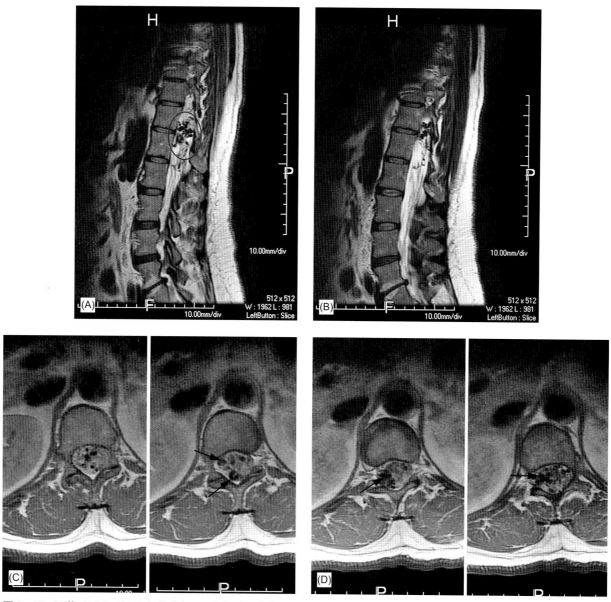

图 5-30　圆锥 AVM。T$_2$WI 矢状位（A，B）和质子密度像横断位（C，D）示此复杂病变（A 所圈部分）。横断位可见病变表现为脊柱右半部神经根出脊髓处巨大低信号流空影（如↑所示）。

参考文献

1. Bederson J. Pathophysiology and animal models of dural arteriovenous malformations. In: Awad I, Barrow D, eds. *Dural Arteriovenous Malformations*. Park Ridge, IL: American Association of Neurological Surgeons; 1993: 23–33.

2. Osborn A. Vascular malformations. In: *Diagnostic Cerebral Angiography*, 2nd ed. Philadelphia, PA: Lippincott Williams & Wilkins; 1999: 277–312.

3. Borden J, Wu J, Shucart W. A proposed classification for spinal and cranial dural arteriovenous fistulous malformations and implications for treatment. *J Neurosurg*, 1995; 82: 166–179.

4. Hinchey J, Chaves C, Appignani B, et al. A reversible posterior leukoencephalopathy syndrome. N Engl *J Med*, 1996; 334: 494–500.

5. Detsky M, Chiu L, Shandling M, Sproule M, Ursell M. Heading down the wrong path. *N Engl J Med*, 2006; 355: 67–74.

6. Duff J, Regli L. Von Hippel–Lindau disease. In: Bougousslavsky J, Caplan L, eds. *Uncommon Causes of Stroke.* New York: Cambridge University Press; 2001: 338–344.

7. Roach E. Sturge–Weber syndrome. In: Bougousslavsky J, Caplan L, eds. *Uncommon Causes of Stroke*. New York: Cambridge University Press; 2001: 330–337.

8. Moussouttas M, Fayad P, Rosenblatt M, et al. Pulmonary arteriovenous malformations: cerebral ischemia and neurologic manifestations. *Neurology*, 2000; 55: 959–964.

9. O'Sullivan M, Jarosz J, Martin R, Deasy N, Powell J, Markus H. MRI hyperintensities of the temporal lobe and external capsule in patients with CADASIL. *Neurology*，2001; 56: 628–634.

10. Wityk RJ, Lapeyrolerie D, Stein BD. Rapid brain calcification after ischemic stroke. *Ann Intern Med*, 1993; 119: 490–491.

11. Manelfe C, Larrue V, von Kummer R, *et al*. Association of hyperdense middle cerebral artery sign with clinical outcome in patients treated with tissue plasminogen activator. *Stroke*, 1999; 30: 769–772.

12. Leary M, Kidwell C, Villablanca J, *et al*. Validation of computed tomographic middle cerebral artery 'dot' sign: an angiographic correlation study. *Stroke*, 2003; 34: 2636–2640.

13. Yoon W, Seo J, Kim J, Cho K, Park J, Kang H. Contrastenhancement and contrast extravasation on computed tomography after intra-arterial thrombolysis in patients with acute ischemic stroke. *Stroke*, 2004; 35: 876–881.

14. Becker K, Baxter A, Bybee H, Tirschwell D, Abouelsaad T, Cohen W. Extravasation of radiographic contrast is an independent predictor of death in primary intracerebral hemorrhage. *Stroke*, 1999; 30: 2025–2032.

15. Mayer S. Ultra-early hemostatic therapy for intracerebral hemorrhage. *Stroke* 2003; 34: 224–229.

16. Johnson R, Leopold J, Loscalzo J. Vascular calcification: pathobiological mechanisms and clinical implications. Circ *Res*, 2006; 99: 1044–1159.

17. Doherty T, Fitzpatrick L, Shaheen A, Rajavashisth T, Detrano R. Genetic determinants of arterial calcification associated with atherosclerosis. *Mayo Clin Proc*, 2004; 79: 197–210.

18. Passero S, Filosomi G. Posterior circulation infarcts in patients with vertebrobasilar dolichoectasia. *Stroke*, 1998; 29: 653–659.

19. Pico F, Labreuche J, Touboul P-J, Amarenco P. Intracranial arterial dolichoectasia and its relation with atherosclerosis and stroke subtype. *Neurology*, 2003; 61: 1736–1742.

20. Blecic S, Bougousslavsky J. Other uncommon angiopathies. In: Bougousslavsky J, Caplan L, eds. *Uncommon Causes of Stroke*. New York: Cambridge University Press; 2001: 355–368.

21. Coull B, Skaff P. Disorders of coagulation. In: Bougousslavsky J, Caplan L, eds. *Uncommon Causes of Stroke*. New York: Cambridge University Press; 2001: 86–95.

22. Adams R, McKie V, Hsu L, et al. Prevention of a first stroke by transfusions in children with sickle cell anemia and abnormal results on transcranial Dopper ultrasonography. *N Engl J Med*, 1998; 339: 5–11.

23. Adams R, McKie V, Nichols F, *et al*. The use of transcranial ultrasonography to predict stroke in sickle cell disease. *N Engl J Med*, 1992; 326: 605–610.

24. Sturzenegger M. Spinal stroke syndromes. In: Bogousslavsky J, Caplan L, eds. *Stroke Syndromes*, 2nd edn. New York: Cambridge University Press; 2001: 691–704.

25. Chaloupka J, Huddle D. Classification of vascular malformations of the central nervous system. *Neuroimaging Clin North America*, 1998; 8: 295–321.

延伸阅读

1. Awad I, Barrow DL, eds. Dural *Arteriovenous Malformations*.Park Ridge, IL: American Association of NeurologicalSurgeons; 1993.
2. Bougousslavsky J, Caplan L, eds. *Uncommon Causes of Stroke*. New York: Cambridge University Press; 2001.
3. Digre K, Corbett J. Amaurosis fugax and not so fugax –vascular disorders of the eye. In: *Practical Viewing of theOptic* Disc. New York: Butterworth Heinemann; 2003:269–344.
4. Osborn A. Vascular malformations. In: *Diagnostic CerebralAngiography*, 2nd edn. Philadelphia: Lippincott Williams& Wilkins; 1999: 277–312.
5. Sturzenegger M. Spinal *stroke syndromes*. In: Bogousslavsky J, Caplan L, eds. Stroke Syndromes, 2nd edn. New York: Cambridge University; 2001: 691–704.